抗衰营养全书

李靓莉 著

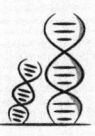
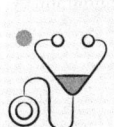
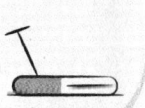
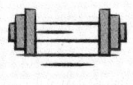
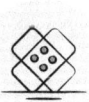
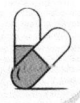

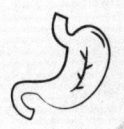

电子工业出版社
Publishing House of Electronics Industry
北京·BEIJING

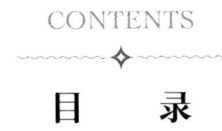

目 录

CHAPTER 1 第一章 关于衰老

1.1 我们什么时候觉得自己老了 / 002
1.2 我们可以活到几岁 / 005
1.3 衰老是怎么发生的 / 007

CHAPTER 2 第二章 抗衰的饮食处方

2.1 抗衰的明星补充剂 / 014
2.2 这些抗衰食物安排起来 / 050
2.3 几种不同的饮食模式 / 101

CHAPTER 3

第三章

抗衰的运动处方

3.1 运动 / 168

3.2 有氧运动：保持好的心肺功能 / 170

3.3 抗阻运动：你不知道的抗衰利器 / 174

3.4 高强度间歇训练：提高线粒体的能量核心 / 178

CHAPTER 4

第四章

衰老相关疾病的营养问题

4.1 癌症 / 182

4.2 阿尔茨海默病 / 188

4.3 帕金森病 / 194

4.4 糖尿病 / 198

4.5 肥胖 / 204

4.6 动脉粥样硬化和心血管疾病 / 208

4.7 骨质疏松 / 214

4.8 骨关节炎 / 220

4.9 白内障和黄斑变性 / 224

CHAPTER
5

第五章

我们还要关注这些方面

5.1 体重健康 / 231

5.2 皮肤健康 / 234

5.3 心脏健康 / 236

5.4 大脑健康 / 238

5.5 血糖健康 / 240

5.6 肠道健康 / 242

5.7 牙齿健康 / 244

5.8 睡眠健康 / 246

5.9 骨骼健康 / 248

附录 A 食物清单 / 250

附录 B 营养素清单 / 252

CHAPTER 1

第一章

关于衰老

扫码获取
本章参考文献

1.1
我们什么时候觉得自己老了

有一句话叫"慢慢变老",衰老不是一下子发生的,而是一个持续、渐进的自然变化过程。

我们常常觉得,过了某个时间点,似乎精力大不如前,自己好像变老了。

衰老,这一生命进程中无法回避的现象,常被定义为身体功能、心理状态,以及社会功能逐步走向衰退的过程。一般而言,当人们步入30岁,衰老的迹象便悄然出现。在身体层面,最直观的便是皮肤状态的改变,曾经紧致光滑的皮肤,逐渐失去弹性,开始出现细小的皱纹,松弛感也日益加剧。头发也显露出衰老的迹象,在某个清晨,对着镜子梳理头发时,赫然发现一根刺眼的白发。随着时间的推移,白发逐渐增多,曾经乌黑浓密的头发开始变得稀疏,发质也变得干枯毛躁,失去了往日的光泽与柔顺。在体力方面,曾经能轻松应对高强度的运动与长时间的工作,而如今稍加劳作便疲惫不堪。

身体似一辆行驶在时光道路上的汽车,汽车刚上路时，引擎动力强劲，零部件契合，外观亮丽，行驶起来顺畅无阻。可随着岁月的车轮滚滚而过，行驶里程不断增加，车漆渐渐失去光泽，变得斑驳黯淡；引擎内部的零件在长期的运转摩擦下逐渐老化，动力大不如前，时不时发出"嘎吱嘎吱"的声音，仿佛在诉说着岁月的沧桑。身体也一样，在日复一日的生活中，各个器官和组织在不断的使用与消耗下，慢慢老化，功能逐渐衰退，衰老的迹象清晰地呈现在生活中的每一个细节里。

随着年龄的增长，身体各部位的衰老变化愈发显著，不同年龄段的人会逐渐察觉到身体各部位的微妙变化。

肌肉力量和耐力是体现人体运动功能的重要指标，随着年龄的增长，这些指标水平会逐渐下降。研究表明，35岁以后肌肉力量每年减小12%~14%，而肌肉量也会降低30%~50%[1]。骨密度随年龄增长而降低，这将导致骨质疏松风险增加。肌肉萎缩（Sarcopenia）也是衰老的重要特征，尤其在老年阶段更为明显。

认知能力在35岁以后逐渐衰退，包括记忆力、注意力和处理速度等。随着年龄增长，大脑神经元的连接减少，神经传导效率降低，从而影响整体认知能力[2]。

在生育能力方面，35岁以后，男性精子质量和数量开始下降，女性卵巢功能开始衰退，男女双方的生育能力显著降低。相比较而言，女性的生育能力下降更快，通常在40岁左右进入围绝经期，50岁左右进入更年期。

随着年龄增长，心脏泵血效率下降，血管弹性减弱，容易引发心血管疾病。心血管的弹性减弱，最大摄氧量（VO_2max）和乳酸阈值下降，因而导致人体的运动能力减弱。

在40~50岁时，眼睛的晶状体弹性开始减弱，导致视力逐步下降。听力的下降速度更快，通常在50岁以后表现明显。

睡眠不足会打乱人体的生物钟，影响身体的正常代谢和修复功能。免疫系统受到抑制，身体的抵抗力下降，更容易感到疲劳。

时间年龄是一方面，还有生理年龄和心理年龄。

相同年龄的人，由于生活方式、饮食习惯、运动频率和疾病状况都不同，身体功能和健康状况会表现出显著的差异。这些差异可能体现在体重、体力、皮肤状态、慢性疾病发生率等方面。因此，即使是同龄人，衰老进程也存在差异。比如，同样是30岁的男性，经常吃高油高盐食品又不运动的，可能血压已经偏高，有了"三高"的苗头，身体也容易疲劳；而饮食清淡、每周都坚持运动的，身体各项指标可能很正常，整个人精力充沛，生病也少。再比如，同样是40岁的女性，长期压力大、睡眠不好的，可能头发掉得多，脸上长斑，气色不佳；而心态好、作息规律的，则可能头发乌黑发亮，面色红润，看起来就像30岁出头。

心理年龄更多的是指一个人心态上的感受。身心健康，充满活力，不管你是50岁还是80岁，都可以很健康。持续保持年轻的心态，死亡率就会降低，晚年的认知能力也更强，进入一个良性循环。如果一个80岁的人仍在工作，对未来充满期待并制订计划，而且积极参加许多活动，那我们可以说这个人的心理年龄非常年轻。

总之，随着年龄的不断增长，虽然我们会不可避免地变老，但是，在生活方式、心态保持等众多方面，我们依然拥有许多可以主动掌控和调整的空间。通过阅读本书进行积极干预，我们能够在一定程度上延缓衰老的进程，让自己相较于同龄人显得更年轻和更有活力。

1.2

我们可以活到几岁

现今,人们的寿命越来越长。1900 年,新生儿的平均预期寿命仅为 32 岁,而到 2021 年,这一数字增加了一倍多,达到 71 岁[1]。据调查,人类迄今为止被广泛认可的最长寿命纪录保持者是法国的一位女性让娜·卡尔门(Jeanne Calment),于 1997 年去世的她,活了 122 岁 164 天。这一纪录至今未被打破,成为研究人类寿命极限的重要基准[2]。

美国著名科学家莱纳德·海夫利克(Leonard Hayflick)发现,人类一生中的细胞平均分裂次数为 50 次,每一次分裂产生的新细胞平均存活 2.4 年,50 乘以 2.4 等于 120 岁。也就是说,在无病无灾的状态下,理论上人类可以活到 120 岁,这是人类寿命的极限[3]。现在,生活在发达国家的大多数人都对自己能活到 80 岁充满信心,但到目前为止,一个人能活到 100 岁的概率只有 3%,活到 115 岁的概率是亿分之一。从数学概率上讲,活到 130 岁是不可能的。

我国居民的寿命情况也在持续改善,根据国家卫生健康委员会 2020 年的数据，2015 年至 2019 年底，我国居民人均预期寿命从 76.3 岁提高到了 77.3 岁，4 年提高了 1 岁。照此计算，每多活 1 天，我国居民的人均预期寿命就会增加 6 小时[4]。

此外，健康寿命同样是人们关注的重点。所谓健康寿命，指的是一个人在良好健康状态下度过的时间。尽管全球人类的平均寿命在不断增长，但健康寿命的提升却相对缓慢。许多人在生命后期受到各种慢性疾病的困扰，如心血管疾病、糖尿病、癌症等，这些疾病不仅降低了生活质量，也压缩了健康寿命的长度。如何在延长寿命的同时，提高健康寿命，成为医学健康领域不断探索的课题。

健康寿命不仅关注寿命的长度，更关注高质量的生活状态。它看重的是一个人处于健康状态的年数，而非单纯的生存年数。目前，科学家和公共卫生专家认为，未来的研究重点应放在如何提高健康寿命上，而不仅仅是延长寿命。通过改善生活方式、加强健康管理，可以有效地提高老年人的生活质量。

此外，北大团队研究表明，坚持健康的生活方式可以显著延长健康寿命。比如，不吸烟、不过量饮酒、积极锻炼、健康饮食和保持健康的体脂率等五种健康生活方式，可以使男性无病预期寿命平均延长 6.3 年，女性平均延长 4.2 年[5]。

1.3
衰老是怎么发生的

过了30岁，似乎就开启了人生加速器。

皮肤上的皱纹，脑力、精力的快速衰减，睡眠、免疫力的下降……全方位困扰着30岁以上的我们。

2018年，世界卫生组织（WHO）首次将"衰老"正式归类为疾病，并将其纳入国际疾病分类标准。这一重大调整给全人类敲响警钟：衰老不是必然的生理过程，而是一种可研究、可干预的病症。既然衰老被定义为疾病，就意味着我们可以像预防感冒或高血压一样，通过科学手段延缓甚至逆转衰老进程。

要真正对抗衰老，首先要破解它的底层机制。科学家发现，衰老是多重因素共同作用的结果。在衰老研究领域，一个关键的起步是1935年克莱夫·麦凯（Clive McCay）和他的同事首次发现通过限制热量摄入，可以显著延长大鼠的寿命[1]。这一发现是衰老研究领域的重要里程碑，它揭示了通过饮食控制可以对生物体的寿命产生显著影响。这一发现后来被广泛复制和验证，不仅在大鼠中，在其他多种动物模型中都观察到了类似的效果[2]。该发现首次证明了衰老过程是可塑的，也开启了此后几十年的遗传研究。

那到底是什么造成了人体的衰老呢？现在科学界有很多种理论，包括自由基理论、DNA损伤修复、端粒缩短等。比如，细胞内的"能量工厂"线粒体功能衰退，导致身体能量不足；基因末端的"保护帽"端粒随着细胞分裂逐渐缩短，最终引发细胞死亡；体内清除老化细胞的"清洁工"效率降低，僵尸细胞堆积成灾；慢性炎症像小火苗般持续灼烧着身体组织。这些发现让抗衰研究有了明确方向，下面我们就来介绍一下衰老是如何发生的。

2013年，科学家卡洛斯·洛佩斯-奥廷（Carlos López-Otín）提出了衰老的九个分子细胞和系统标志，分别是：基因组不稳定、端粒磨损、表观遗传改变、蛋白质稳态丧失、营养感应失调、线粒体功能障碍、细胞衰老、干细胞耗竭、细胞间通信改变[3]。

2023年，卡洛斯等科学家在顶级期刊《细胞》（*Cell*）上提出了衰老的十二大标志，即在之前的基础上增加了宏观自噬失调、慢性炎症和菌群失调[4]。

2025年4月，吉诺·克雷默（Guido Kroemer）和卡洛斯等科学家又新增加了两个衰老标志：细胞外基质变化和社会心理隔离[5]。

该研究团队将这十四大标志分成了三个层次：原发性标志、拮抗性标志和整合性标志。

对于这三个层次，可以简单地这样理解：原发性标志反映的是衰老过程中的基础损伤，涉及细胞和分子层面的初始损伤，如基因组不稳定和端粒磨损；这些损伤累积后，就会触发拮抗性标志，作为应激反应，它试图对抗损伤；最终，整合性标志体现为衰老的整体表型，是前两者的综合表现。

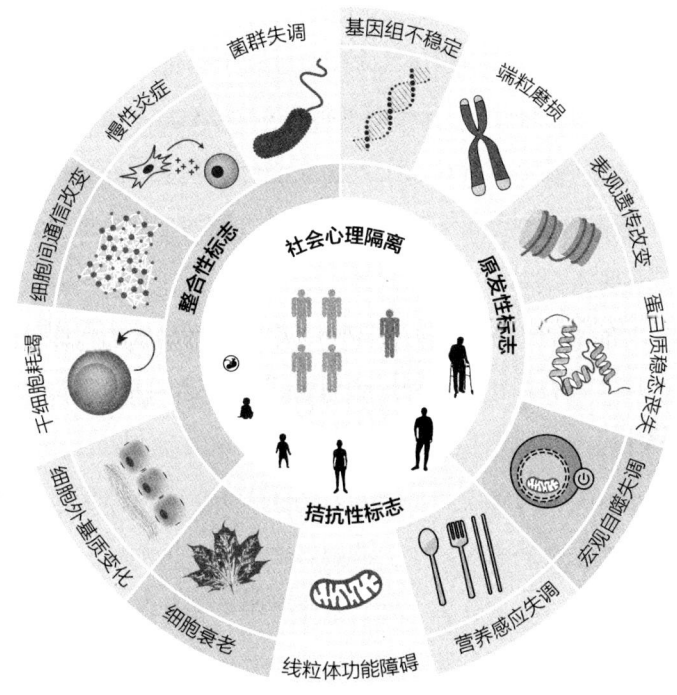

衰老的十四大标志

总之，衰老是一个复杂的过程，必须将其作为一个整体来看待。十四大标志之间相互作用，彼此影响，其中有五个标志非常重要，下面我们详细介绍一下。

- **基因组不稳定**

基因组不稳定，更通俗的说法是DNA损伤修复。DNA损伤也是衰老的一种核心机制，它通过多种途径影响细胞和生物体的衰老过程。DNA包含了所有细胞和身体执行正确功能所需的信息。随着年龄的增长，DNA分子受到内源性和外源性因素的影响，如活性氧（ROS）、紫外线照射、毒素等，当DNA受损且得不到及时修复时，就可能会引发一系列问题。

- **线粒体功能障碍**

线粒体是细胞的"能量工厂",其通过氧化由食物分解出的营养物质(如葡萄糖),生成细胞所需的大部分能量——ATP(三磷酸腺苷)。如果线粒体氧化受损严重,那身体各细胞也会受到影响,如能量代谢障碍、细胞凋亡、氧化应激增加、炎症反应增加等,反映在身体上,就是皮肤及各器官状态受到影响。

线粒体功能障碍,容易造成老年人患上与年龄相关的代谢性疾病,包括心血管疾病、神经退行性变性疾病和癌症等。因此,保护线粒体功能和减轻氧化损伤是延缓衰老和预防相关疾病的重要策略[6]。

- **端粒磨损**

端粒位于染色体的末端。染色体就像一根鞋带,而端粒就像鞋带两端的塑料头。塑料头的主要作用是保护鞋带不被磨损,防止鞋带散开。在染色体中,端粒的作用也是如此。它们位于染色体的两端,保护染色体不受到损害,防止染色体之间相互融合。

如果没有端粒,染色体末端的DNA序列就会暴露在外,容易受到损伤或纠缠在一起,也可能相互融合,导致遗传信息混乱。

就像我们每次使用鞋带时,塑料头可能因为摩擦而受损一样,当每次细胞分裂时,端粒也会因为DNA复制而逐渐缩短。当磨损达到一定程度后,鞋带就不能再使用了;当端粒缩短到一定程度后,患病的风险会提高,衰老的速度也会加快。

这一理论解释了为什么随着年龄的增长,人体的细胞再生能力会逐渐下降。许多疾病的发生,都可能伴随着端粒缩短的现象。

- **宏观自噬失调**

与年龄相关的细胞自噬功能下降是细胞器更新减少的最重要的原因之一。可以将细胞自噬功能下降理解为"清洁工"工作效率降低了。

想象一下，细胞就像一个繁忙的工厂，里面有许多机器（细胞器）在不停地生产产品（蛋白质和其他分子）。随着时间的推移，一些机器磨损、老化，甚至出现故障，不能正常工作了。这时，工厂为了保持高效运转，需要清洁工来处理这些损坏的机器。

而细胞自噬功能就像工厂里的清洁工（回收系统），它会做好定期清洁、打扫的工作。随着工厂的老化，清洁工的工作效率可能变得不那么高了，或者清洁工数量减少，导致损坏的机器堆积，从而影响工厂的整体效率。此时，衰老的迹象就会表现得比较明显。

- **社会心理隔离**

社会心理隔离是 2025 年 4 月被首次纳入的一个衰老标志[5]。社会心理隔离是指老年个体因社会联系减少或心理孤立感加剧而导致的身心健康恶化。社会心理隔离使老年人成为"情感孤岛"，它不仅是一种社会现象，它还通过生物学机制直接加速衰老进程，尤其会对老年人的认知能力和心血管健康产生显著影响，如增加心血管疾病、阿尔茨海默病的发病率等。同时，孤立感可能让人失去活力，饮食和运动习惯变差，从而进一步加剧衰老。

我们无法阻挡时间前行的步伐，但了解这些衰老的关键标志及它们背后的原理，我们就可以通过合理的饮食、适度的运动、良好的生活习惯及必要的医学干预等方式，有针对性地呵护我们的 DNA、线粒体、端粒，以及提升细胞自噬功能，让我们在这场与衰老的"赛跑"中争取更多的主动权。增加适当的社交活动，尝试与家人朋友多交流，有助于减轻孤独感，保持身心健康。衰老虽然是生命的必然进程，但我们可以努力使自己在这个进程中变得更加从容、健康且富有活力。

CHAPTER 2

第二章

抗衰的饮食处方

扫码获取
本章参考文献

2.1
抗衰的明星补充剂

1 NMN和NR

NMN，全称是烟酰胺单核苷酸，是一种存在于我们身体中的物质，其能够有效提升细胞内NAD+（烟酰胺腺嘌呤二核苷酸）水平，促进能量恢复和细胞修复。NR（烟酰胺核苷）是一种重要的维生素B_3胶原蛋白，与NMN相同，作为NAD+的前体，近年来在抗衰研究中备受关注。

NMN、NR 与抗衰的关系

NMN 和 NR 具有提高 NAD+ 水平的能力，已被证明具有可以缓解生理衰退、改善糖尿病和糖尿病性神经病变、预防脂肪肝变性、减少阿尔茨海默病的各种病理特征、保护神经元细胞免受氧化应激、保护心脏和血管、延长端粒等作用，还可以延长从酵母到哺乳动物等各类生物的寿命，并促进其健康[1]。

想要了解抗衰，NAD+ 这个名词你要熟悉起来。NAD+ 在细胞中扮演着非常重要的角色，它是氧化型的 NAD，广泛分布在人体中的所有细胞内，参与人体上千种生物催化反应，是人体必不可少的氧化还原反应辅酶，也是人体能量代谢的核心。

NAD+ 在细胞的能量产生过程中至关重要，它帮助将食物中的能量转化为可用的 ATP，为细胞提供能量。NAD+ 对线粒体的健康至关重要，能够支持线粒体产生能量并通过激活 Sirtuin 蛋白增强线粒体的功能，进而影响整体的细胞健康。同时，它参与 DNA 修复，可以帮助修复因环境因素或还原过程造成的 DNA 损伤，从而维持细胞的正常功能。

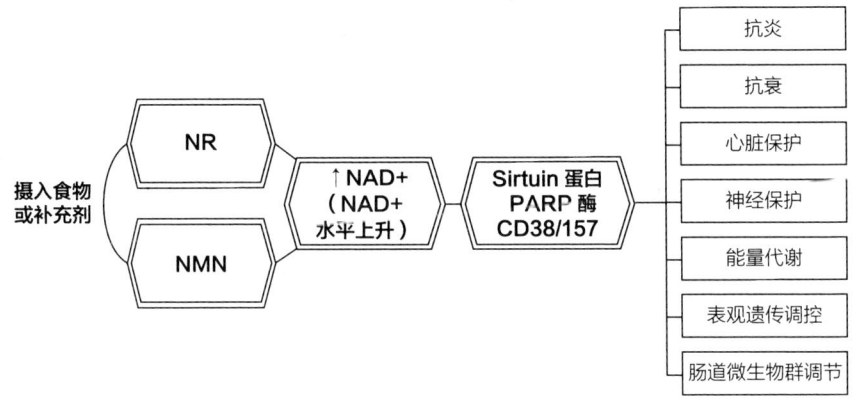

NAD+ 前体 NMN 和 NR 的化学结构及作用

人们认识到，随着年龄的增长，因为不好的饮食习惯及在一些应激状态下，人体内的 NAD+ 水平会下降，消耗 NAD+ 的酶的活性会增强，这意味着 NAD+ 的消耗速度进一步增加。这一切可能与衰老和一些疾病的发生有关，如神经退行性变性疾病、代谢性疾病和眼部疾病，甚至精神障碍等。

由于 NAD+ 不能直接口服或通过细胞膜吸收，因此它不能单独用作补充剂[2]。但是我们可以通过补充 NAD+ 的前体物质，间接提高细胞内 NAD+ 的水平，这对预防衰老和疾病有潜在的帮助。

NMN 和 NR 是 NAD+ 的重要前体物质，它们都是天然存在的化合物，能够帮助人体增加 NAD+ 的生成，对健康有好处。想象一下，现在身体里有一个流水线工厂，每个步骤都需要不同的工人来操作，这样才能制作出最终的产品。在这里，最终的产品就是 NAD+，而工厂的工人就是不同的酶，NMN 和 NR 都是用于制造 NAD+ 的原材料，它们在身体里通过不同的化学反应路径最终被转化为 NAD+[3]。

补充 NMN 和 NR 可以增强 NAD+ 的生物合成，提高多种组织中 NAD+ 的水平，包括胰腺、肝脏、脂肪组织、心脏、骨骼肌、肾脏、睾丸、眼睛和血管等。而 NAD+ 对改善与年龄相关的生理功能衰退和疾病状况有很好的作用，比如改善胰岛素分泌，提高线粒体功能，增强认知和记忆能力，保护神经元，避免细胞死亡等[3]。

NMN 和 NR 的食物来源

NMN 和 NR 在蔬菜、肉类和牛奶中天然存在。但目前来说，食物中 NMN 和 NR 的含量仍然有限。

植物性食物是 NMN 的重要来源，如毛豆、牛油果、花菜、西蓝花、黄瓜、卷心菜和番茄等。毛豆中的含量最高，为 0.47～1.88（毫克/100克），牛油果中的含量为 0.36～1.60（毫克/100克），海鲜和生肉中的含量较少，为 0.06～0.42（毫克/100克）[4]。

NR 主要来源于乳制品、鱼类和肉类，比如全脂牛奶、奶酪、酸奶、三文鱼、金枪鱼和鸡肉等。

NMN 和 NR 的安全性

有学者进行了一些临床试验来评估口服 NMN 和 NR 的安全性。研究报告称,使用 NMN 和 NR 治疗后没有严重的不良反应[5]。NMN 被证实在每天 1250 毫克的最大记录剂量下是安全的[6],NR 的最高安全剂量为每天 2000 毫克。

健康受试者服用 NMN(250 毫克/天,持续 12 周),提高了全血中的 NAD+ 水平,没有明显的不良反应,并且在生理和临床实验室测试中未观察到异常[7]。

另一项涉及 40~65 岁健康受试者的研究发现,口服 NMN 补充剂(300 毫克/天,持续 60 天)具有良好的耐受性,未观察到有害影响。虽然 NMN 组和安慰剂组之间的差异没有统计学意义,但实验组血清中的 NAD+/NADH 水平增加了 38%[8]。

NMN 人体临床试验也显示,健康男性单次口服 NMN 安全且可以有效代谢,不会引起明显的有害影响。因此,口服 NMN 被认为是可行的,这也许会是一种缓解衰老相关疾病的策略[9]。

2 维生素C

护肤圈早就有"早 C 晚 A"的说法,其中的 C 指的就是维生素 C。

维生素 C 是一种水溶性维生素,能在人体中参与多种生理反应,如胶原蛋白和红细胞的合成。维生素 C 在抗衰和免疫调节方面具有显著的作用。

维生素 C 与衰老的关系

衰老是身体慢慢变老的过程，这个过程和身体里的一种叫作氧化应激的现象有很大关系。所谓氧化应激，就是我们身体里有两个队伍在打架，一个是制造麻烦的自由基，另一个是清理麻烦的抗氧化物质。如果制造麻烦的自由基多了，负责清理的抗氧化物质少了，那我们的身体就会受到损伤。

维生素 C 就像一个超级英雄，它能够直接对抗那些制造麻烦的自由基，保护身体里的重要物质不受损伤，如 DNA、脂肪和蛋白质。而且，维生素 C 还能帮助其他的抗氧化"英雄"（比如谷胱甘肽）保持战斗力，这样我们的身体就能更好地抵抗氧化应激的伤害了。

维生素 C 还有抗炎的本领，它能减轻身体的炎症反应。炎症是身体衰老的一个重要标志，和很多慢性疾病有关，如心脏病和关节炎。维生素 C 通过抗炎，帮助身体保持健康，延缓衰老相关疾病的发生。

在护肤方面，维生素 C 也是个明星。它能保护我们的皮肤不受紫外线等外界因素的伤害。研究发现，使用维生素 C 护肤可以改善皮肤的外观和结构，还能抑制黑色素生成，让皮肤更亮白。

此外，维生素 C 对合成胶原蛋白也很重要，胶原蛋白是皮肤、血管和骨骼的主要成分。有了维生素 C 的帮助，我们的皮肤才能保持健康和弹性，这也是抗衰的关键。

维生素 C 对细胞端粒长度也有积极影响。端粒长度是衡量细胞老化的一个重要指标，研究显示，较高的维生素 C 摄入与较长的细胞端粒相关，可能有助于延缓生物衰老过程[1]。

维生素 C 的食物来源

为了发挥维生素 C 的抗氧化（包括抗衰）等多种生理功能，一般推荐成人每天维生素 C 的摄入量为 100 毫克。我们可以通过合理的膳食来获取大部分日常所需的维生素 C。

天然的蔬菜水果是维生素 C 的主要来源。日常想要保证维生素 C 的摄入量，食用充足的蔬菜水果非常重要。蔬菜中如甜椒、油菜薹、小白菜、羽衣甘蓝、西蓝花、苋菜等，都是维生素 C 的丰富来源；水果中如鲜枣、沙棘、黑加仑、酸木瓜、番石榴、猕猴桃、草莓、山楂等都含有丰富的维生素 C，特别是刺梨，每百克鲜果中含维生素 C 高达 2440 毫克，远高于其他水果。

另外，我们可以通过蔬菜水果的搭配来保证维生素 C 的摄入，比如，每天吃 1～2 个猕猴桃（每 100 克猕猴桃含维生素 C 约 62 毫克），再搭配一些蔬菜，基本就能满足日常的抗氧化需求。

由于维生素 C 是水溶性的，且不耐热，因此在食物的准备和烹饪过程中要注意减少维生素 C 的损失。建议采用以下方法。

- **先洗后切：** 切好的食材不要在水中浸泡过久，防止维生素 C 流失。
- **急火快炒：** 快速烹饪可以避免维生素 C 在高温下被破坏。
- **现炒现吃：** 避免食物烹饪后长时间存放，在存放过程中维生素 C 也会逐渐降解。
- **新鲜食材：** 维生素 C 在食物储存和处理过程中容易流失，因此应尽量购买新鲜食材，并妥善保存。

维生素 C 的安全性如何

作为水溶性维生素，维生素 C 的安全性很高，但过量服用合成的维生素 C 补充剂仍会产生一些副作用。维生素 C 的分解代谢产物之一是草酸盐，当过量摄取时，草酸盐的排泄量会增加，可能导致泌尿系统产生结石[2]。

有成人连续 6 个月每天服用维生素 C 1000 毫克，没有发生不良反应，甚至连续 6 周每天服用 2000 毫克，也没有发生不良反应。但当维生素 C 的每天摄入量超过 3000 毫克时，会出现渗透性腹泻和胃肠紊乱等不良反应。

总之，如果你经常外食，蔬菜水果吃得不太够，或者有抽烟喝酒的习惯，建议补充维生素 C。这对于维持身体健康、预防衰老还是很重要的。

3 维生素 D

维生素 D 是一种常见的脂溶性维生素，主要包括维生素 D_2（麦角钙化醇）和维生素 D_3（胆钙化醇）。通常我们对它的认识，集中在对骨骼的健康作用上。

确实没错，维生素 D 在人体内最主要的功能是调节钙、磷代谢，促进小肠对钙、磷的吸收，维持正常的血钙和血磷浓度，进而保障骨骼的正常矿化。但近年来的研究表明，它在延缓衰老方面同样能发挥作用，维生素 D 缺乏与老年人衰弱有密切关系[1]。

维生素 D 与衰老的关系

维生素 D 作为一种脂溶性维生素，不仅在维持骨骼健康方面发挥着重要作用，它还可能通过信号通路影响衰老过程。维生素 D 对衰老的调节机制可能与细胞凋亡、氧化应激、端粒损耗等有关。目前，主要的研究热点在维生素 D 对衰老相关疾病，如糖尿病、心血管疾病、癌症等的影响[1]。维生素 D 水平高的人比其他人老得更慢，并且维生素 D 在心脏病及癌症等与衰老有关的疾病治疗中具有重要作用。

- **维生素 D 与骨质疏松**：维生素 D 缺乏是造成骨质疏松的主要原因，充足的维生素 D 可以阻止骨质疏松的发生 [2]。
- **维生素 D 与糖尿病**：维生素 D 可以降低糖尿病的发病率，在糖尿病治疗中可以改善糖代谢，控制血糖水平 [3]。
- **维生素 D 与心血管疾病**：维生素 D 缺乏与心血管疾病关系密切，维生素 D 可能通过影响肾素-血管紧张素系统对血管产生影响 [4]。
- **维生素 D 与癌症**：维生素 D 可通过激活或抑制蛋白激酶活性诱导细胞凋亡等方式发挥抑癌作用 [5]。

维生素 D 缺乏还与阿尔茨海默病、帕金森病、多发性硬化等衰老相关疾病的发展有关。尽管完全解释这些生物学关联仍需时日，但越来越多的证据表明，正常的维生素 D 水平对于延缓衰老是很重要的 [6]。

此外，维生素 D 水平低还与老年人衰弱和全因死亡率增加有关。

多项研究表明，维生素 D 缺乏在老年人群中非常普遍。维生素 D 缺乏会导致肌肉力量和功能减退，骨折风险增加，身体活动能力降低，衰弱的发生率提升。

补充维生素 D 对改善老年人肌肉力量，降低死亡、跌倒和骨折风险有帮助 [7]。几乎所有人的 25（OH）D（25-羟基维生素 D）推荐膳食剂量至少为 20ng/mL（约 50nmol/L），否则罹患各种疾病的风险会增加。

维生素 D 的食物来源

天然食物中的维生素 D 含量很少，晒太阳是人体产生维生素 D 的主要方式。人体中 90% 的维生素 D 是通过太阳照射皮肤产生的，而少量的维生素 D 可以通过食用鱼、蛋、谷物等摄取。某些种类的蘑菇经过紫外线照射后能够合成维生素 D，特别是维生素 D_2，这是素食者从食物中获取维生素 D 的一个重要途径 [8]。

对于大部分人来说，还是应该通过服用维生素 D 补充剂保证每天的维生素 D 充分摄入。

研究表明，一个老年人每天补充维生素 D 700～1000IU 可以降低 19% 的跌倒风险；如果血浆 25（OH）D 水平达到 60nmol/L 以上，则可以降低 23% 的跌倒风险。相较间断大剂量给药，每天补充 1000IU 左右的维生素 D，提升肌肉功能的效果更佳。

维生素 D 的安全性如何

由天然食物引起的维生素 D 中毒比较罕见。文献报道的维生素 D 中毒，大部分是由于维生素 D 强化食品或补充剂摄入过量导致的。所以在服用补充剂的时候，需要关注服用剂量。

维生素 D 的毒性主要在于血浆维生素 D 及其代谢产物水平升高会导致高钙血症，这可能引起软组织钙化或肾结石 [9]。

多项研究表明，400IU/天、4000IU/天和 10000IU/天剂量的维生素 D 补充剂，它们的安全性差不多。2800IU/天以上的剂量，持续一年或更长时间，并未显著增加发生不良事件或肾结石的风险 [2]。

目前我国成人维生素 D 的推荐每日摄入量为 400IU，可耐受最高摄入量为 2000IU。综合来说，成人每天补充 1000IU 剂量的维生素 D 是非常安全且必要的 [9]。

注：维生素 D 的国际单位是 IU，也有人使用微克（μg）单位，它们的换算关系是：10μg=400IU。

4 麦角硫因

麦角硫因（EGT）也被称为长寿维生素，它是一种含硫化合物，也是一种有效的膳食抗氧化氨基酸。

麦角硫因于 1909 年由法国药剂师兼化学家查尔斯·坦雷特（Charles Tanrer）发现。坦雷特当时在研究一种导致农作物毁坏的麦角菌，他通过一种净化工艺发现了这种化合物，后来就将这种化合物命名为麦角硫因[1]。

麦角硫因与衰老的关系

有大量研究显示，麦角硫因可能具有抗衰作用。

氧化损伤和炎症总是与衰老有关，麦角硫因最常被提及的特性是它可以作为抗氧化剂和细胞保护剂。科学家发现，麦角硫因在体内容易积聚在易发生高水平氧化应激和炎症的器官、细胞和分泌物中，如肝脏、肾脏、红细胞、眼晶状体和精液。另外，在受伤或炎症部位，麦角硫因的含量会显著增加。

麦角硫因在人体内通过 OCTN1（有机阳离子转运蛋白 1）进行转运和积累，特别是在线粒体和细胞核中。它能有效清除活性氧自由基，保护细胞免受氧化损伤。

麦角硫因的抗衰作用体现在其具备的多方面的保护机制：它不仅保护细胞 DNA 免受氧化损伤，减少皱纹和细纹的形成，还有助于抑制炎症反应，维护皮肤健康。此外，麦角硫因可促进胶原蛋白的合成，增强皮肤弹性。它也在线粒体中发挥作用，确保细胞能量供应，支持细胞代谢。这些综合效应有助于减缓细胞衰老，保持皮肤和身体的青春活力[2]。

与其他抗氧化物质如谷胱甘肽相比，麦角硫因不容易发生自身氧化，因此更稳定。而且它的分子体积要小得多，遍及全身，并存在于所有细胞的细胞区室内，包括细胞质内和线粒体内部。

麦角硫因的食物来源

麦角硫因不会在动物或人类体内合成，只能通过饮食获得 [3] [4]。

各种各样的食物中都含有微量的麦角硫因，但有些食物的麦角硫因含量特别高，包括菌菇、黑豆、红豆、发酵大豆（豆豉）、红肉、谷物、动物肝脏及肾脏 [5]。麦角硫因最主要的食物来源是菌菇，尤其是香菇（2090 毫克/千克干重）和平菇（2010 毫克/千克干重）[6]。鸡蛋、米饭和面包中只含有微量麦角硫因或不含麦角硫因。

总之，多吃菌菇，尤其是香菇、平菇，可以帮助你补充麦角硫因。

麦角硫因的安全性如何

目前，关于麦角硫因，在全球已有一万多个专利和多个人体临床研究，其安全性以及抗衰的机制都被科学界证实。

2018 年，欧洲食品安全局（EFSA）允许将麦角硫因用作食品添加剂和补充剂 [7]，甚至允许孕妇和婴儿使用，这证明了它的安全性。美国食品药品监督管理局（FDA）也给予了麦角硫因"一般认为安全"（GRAS）的认定，允许其用作食品添加剂和补充剂。2024 年 5 月 17 日，我国国家卫生健康委员会也正式受理了麦角硫因的新食品原料申请 [8]。

作为食品强化剂，EFSA 建议，一般人群（孕妇和哺乳期妇女除外）每天摄入麦角硫因的剂量上限为 30 毫克，3～17 岁儿童每天摄入剂量为 20 毫克。

总的来说，麦角硫因是一种很安全的成分，目前也在化妆品、保健品中被广泛应用。欧盟的膳食调查数据显示，意大利的成人和儿童是从天然食物中摄入麦角硫因最多的群体。对于意大利成人来说,平均摄入量和最高摄入量分别为每天每千克体重 0.06 毫克和 0.48 毫克。如果一位体重 60 千克的成人每天能从食物中摄入 3.6~28.8 毫克的麦角硫因,则表明麦角硫因的饮食来源还是比较可观的。

在日常生活中,我们可以多吃一些菌菇,增加从天然食物中摄入麦角硫因的量。

5 谷胱甘肽

谷胱甘肽是一种重要的抗氧化剂,广泛存在于动植物和微生物细胞中,具有多种生理功能,包括参与穿越细胞膜运输营养物质和维持细胞的还原状态。近年来,研究表明,谷胱甘肽在抗衰方面发挥着关键作用。

谷胱甘肽与衰老的关系

谷胱甘肽是一种有重要生理功能的三肽,由谷氨酸、半胱氨酸和甘氨酸缩合形成。它在植物、动物、真菌及某些细菌和古菌中广泛存在,具有重要的生物学功能,尤其在抗氧化和解毒方面。

在动物细胞中,谷胱甘肽以还原型(GSH)和氧化型(GSSG)两种形式存在,其中还原型占大部分。它在细胞质和线粒体中分布,在肝脏中分布最多,发挥关键的解毒作用[1]。

想象一下,GSH 在我们身体里就像一块海绵,它能够吸收多余的水分(释放电子),当房间里漏水(自由基和氧化剂)时,这块海绵会吸走水分,保护地毯(细胞)不受损害。海绵(GSH)吸水后变成湿海绵

（GSSG），它需要晒干（重新获得电子），才能再次吸水，继续保护地毯。

谷胱甘肽可以抑制酪氨酸酶的活性。酪氨酸酶是黑色素合成过程中的关键酶，当谷胱甘肽抑制了酪氨酸酶的活性后，黑色素的合成量就会减少，从而起到美白皮肤的效果。因此，一些美白护肤品中会添加谷胱甘肽成分来帮助提亮肤色。

此外，它还可以清除皮肤细胞中的自由基，减少自由基对皮肤细胞的损伤，如对胶原蛋白和弹性纤维的破坏。

每个细胞里都有谷胱甘肽，但肝脏里特别多，是其他地方的 7～10 倍。肝脏需要它的帮助来清除体内的有害物质，如药物、酒精等的代谢中间产物[2]。谷胱甘肽会和一种叫作谷胱甘肽-S-转移酶的物质一起工作，把有害物质标记出来，这样我们的身体就知道要把它们清除掉，从而保护肝脏细胞。在一些肝病的治疗中，补充谷胱甘肽可以帮助改善肝功能，减轻肝脏的炎症和损伤。

随着年龄的增长，人体内谷胱甘肽的合成效率和水平会发生变化。研究表明，老年人体内谷胱甘肽的合成会减少，导致其水平降低，这与氧化应激的增加有关[3]。此外，谷胱甘肽水平降低还与认知能力下降、神经退行性变性疾病的发生与发展有关[4]。

研究表明，通过提高 GSH 水平可以减少 β-淀粉样多肽的氧化应激和神经毒性，从而保护神经元，减缓阿尔茨海默病的病理进程[5]。

谷胱甘肽的食物来源

谷胱甘肽在自然界中广泛存在，动物肝、酵母、小麦胚芽、菠菜等中都含有谷胱甘肽，但植物中的含量较低。比如，瘦猪肉 10.5 毫克/100 克、牛肉 12.3 毫克/100 克、鸡肉 7.7 毫克/100 克、猪肝 7.0 毫克/100 克、芦笋 21.8 毫克/100 克、花菜 4.0 毫克/100 克、卷心菜 1.2 毫克/100 克[6]。

也可以通过摄入含有其前体物质的食物来促进体内谷胱甘肽的合成。比如富含半胱氨酸等含硫氨基酸的食物，包括牛肉、家禽肉、大蒜、洋葱和十字花科蔬菜（如西蓝花、甘蓝、羽衣甘蓝、卷心菜、花菜、水芹等），它们有助于提高人体内的谷胱甘肽水平。

也可以通过补充有助于体内谷胱甘肽合成的营养素来间接提高谷胱甘肽水平。这些营养素包括维生素 C、维生素 E、硒、N- 乙酰半胱氨酸（NAC）、α- 硫辛酸等。

谷胱甘肽的安全性如何

在多项临床研究中，谷胱甘肽显示出良好的安全性。比如，在治疗慢性乙型病毒性肝炎的研究中，口服谷胱甘肽未发现明显的不良反应[7]。有机磷中毒的人，每天口服 300 毫克谷胱甘肽，持续 4 周，能改善血清胆碱酯酶的活性。人体对其具有良好的耐受性，没有任何不良反应。基于目前的研究，成人推荐每日摄入量为 50~100 毫克[8]。

6 姜黄素

这两年"姜黄"这个名字开始流行起来，成了抗衰达人清单里的必备品之一。

姜黄到底是什么？能帮助我们对抗衰老吗？

早在 12 世纪，马可·波罗在《马可波罗行纪》中就提到了姜黄的药用价值。13 世纪，姜黄由阿拉伯商人从印度传入欧洲。15 世纪英国统治印度期间，咖喱粉与姜黄和其他几种草药的混合物首次被用于人类医疗[1]。姜黄干燥后磨成的深黄色粉末也是制作咖喱的主要香料之一。

姜黄跟我们平时做菜用的生姜名字听起来有点像,它们都属于姜科植物,但并不是同一种食物,具有不同的特性和用途。大家可以从下面这个表格里看出区别。

姜黄与生姜的区别

特性	姜黄	生姜
类别	多年生草本植物	一年生植物
外观	橙黄色根茎	淡黄色或浅棕色根茎
味道	苦味和辛辣味	辛辣味和清新味
用途	香料、药材	调料、药材
主要活性成分	姜黄素	生姜醇、姜烯等
营养价值	抗炎、抗氧化	促进消化、缓解恶心

姜黄主要由姜黄素类化合物(包括姜黄素、脱甲氧基姜黄素和双脱甲氧基姜黄素)、挥发油及树脂等组成。从姜黄干燥根茎中分离得到的姜黄素是一种多酚,也是姜黄的主要活性成分。

姜黄素是一种无味、橙红色感光粉末,不溶于水。迄今为止,姜黄素已显示出多种药理活性,比如抗炎、抗氧化[2]、抗肿瘤[3]和免疫调节活性[4]。

针对姜黄素的研究非常多,它在抗衰、抗炎、抗氧化方面是非常出色的选手。

我们的身体里有一些蛋白质,它们会随着年龄的增长发生变化,与衰老密切相关。姜黄素能够调节这些蛋白质的水平,对抗衰老。比如,我们身体里有两种蛋白质分别叫作AMPK(AMP活化的蛋白激酶)和Sirtuin(也叫作长寿蛋白),它们是对长寿有利的蛋白质,姜黄素能让这些蛋白质更活跃。再比如,NF-κB(核因子κB)和mTOR(哺乳动物雷帕霉素靶蛋白）会加速衰老过程，姜黄素能够阻止这些蛋白质发生不好的变化[5]。

- **炎症反应**：姜黄素具有抗炎作用，能够调节炎症信号通路，减少炎症介质的产生，并通过其抗氧化作用减缓衰老相关疾病的发生。
- **氧化应激**：活性氧可由多种原因产生，其会导致细胞损伤，姜黄素作为一种抗氧化剂，有助于减少氧化应激，保护细胞免受损伤，对抗衰老。
- **线粒体功能障碍**：线粒体是细胞的"能量工厂"，但线粒体也可能产生活性氧，导致自身损伤，姜黄素能够增强线粒体的抗氧化防御能力，减少氧化损伤，维持细胞健康。
- **认知和肌肉健康**：随着年龄增长，人的认知能力可能会下降，姜黄素有助于维持注意力、记忆力等认知能力，同时对肌肉健康也有益。

姜黄素这么有用，怎么吃呢？

姜黄素的水溶性极差，在小肠中的吸收率低，在肝脏中消除迅速。也就是说，它的生物利用度低，这大大限制了其临床应用。科学家们正在努力提高其生物利用度。

比如，科学家发现，姜黄素和其他化合物组合，能提高姜黄素的生物利用度。

将姜黄素与胡椒碱（来源于黑胡椒）混合使用可以增强姜黄素的吸收效果，使其生物利用度提高 20 倍以上；番茄红素能增强姜黄素的抗氧化功能，有效提高其在急性乙醇氧化损伤小鼠体内的抗氧化作用[6]。

大量的体内实验已经证明，规定剂量的姜黄素在体内不会产生副作用[7]。

联合国粮农组织/世界卫生组织食品添加剂联合专家委员会（JECFA）

和欧盟食品科学委员会（SCF）制定的姜黄素推荐每日摄入量为 0～3 毫克/千克。尽管医学界认为食品中的姜黄素毒性较低，不会对人类或环境构成威胁，但我们不能想当然地认为姜黄素绝对安全，也就是说，不能排除服用高剂量姜黄素可能带来的副作用。

个别病例报告表明，姜黄素在心脏、肝脏、肾脏、血液、生殖系统和免疫系统方面表现出不良反应，这一点不容忽视。姜黄素可能对具有癌前病变或癌症高风险因素的人群产生促癌作用，这一点需要引起重视[7]。

最后提醒大家，姜黄素不等于姜黄粉。日常可以通过增加咖喱粉、姜黄粉的食用量来适当增加姜黄素的摄入量，搭配黑胡椒可以提高姜黄素的生物利用度[8]。

直接食用姜黄粉口感确实不太好。如果大家想要更好地利用姜黄素的抗炎、抗氧化益处，推荐选择高质量的姜黄粉作为补充剂。

7 槲皮素

槲皮素是一种天然的黄酮类化合物，人体无法合成，它存在于许多植物中，比如苹果、洋葱、浆果类水果和茶叶等。槲皮素是一种很强的抗氧化剂，能够清除多种类型的自由基，可以减少由氧化应激引起的细胞损伤。

槲皮素与抗衰的关系

槲皮素具有多种生物活性，包括抗氧化、抗炎、抗肿瘤等。近年来，槲皮素在抗衰领域的研究逐渐增多，其通过多种机制发挥抗衰作用，已知可用于治疗癌症、过敏反应、炎症、关节炎和心血管疾病等[1]。

槲皮素具有很强的抗氧化能力，能够清除自由基，减少氧化应激，从而延缓细胞衰老过程。研究表明，槲皮素能够提高抗氧化酶，如超氧化物歧化酶（SOD）和谷胱甘肽过氧化物酶（GSH-Px）的活性，降低丙二醛（MDA）等氧化产物的含量，有效抑制细胞衰老。槲皮素的抗氧化特性与癌症和心血管疾病的预防和治疗有相关性。槲皮素是黄酮类化合物中有效的自由基清除剂[2]。

槲皮素具有亲脂性，容易穿过血脑屏障并表现出神经保护活性。它对神经退化具有抑制作用，并有改善认知能力的作用[3]。已知槲皮素可以降低血糖水平并保持糖尿病大鼠和小鼠的 β 细胞功能。它对治疗和预防糖尿病有积极影响[4]。

此外，各种体外和体内研究表明，槲皮素具有抗癌活性，可用作癌症治疗的可靠药物。槲皮素在抗炎方面发挥着重要的作用[5]，具有抗糖尿病、抗癌和抗菌特性。槲皮素代谢迅速，可很快排出体外，不会在体内积聚。它在血液中的半衰期极短。

槲皮素的食物来源

自然界中很多可食用的植物都含有槲皮素，比如浆果类水果、柑橘、叶菜、根茎类蔬菜、豆类、谷类等。其中，洋葱、苹果、茶叶含有比较丰富的槲皮素及糖苷衍生物，含量分别为 284～486 毫克/千克、21～72 毫克/千克、17～25 毫克/千克[6]。

- **苹果：** 在苹果中，槲皮素主要存在于果皮中。这也是吃苹果不削皮能够摄入更多槲皮素的原因。
- **洋葱：** 洋葱的槲皮素含量最高。其鳞茎中含有丰富的槲皮素，尤其是外层的干燥鳞片部分。槲皮素在洋葱中有多种存在形式，主要形式是槲皮素苷。人体摄入洋葱后，这些槲皮素苷会在肠道微生物的作用下，部分转化为具有生物活性的游离槲皮素。

- **浆果类水果**：蓝莓、草莓等浆果类水果中也含有槲皮素。在这些水果中，槲皮素与其他多种抗氧化剂如维生素 C、花青素等共同存在。
- **茶叶**：无论绿茶、红茶，还是乌龙茶，槲皮素都是茶叶中黄酮类化合物的重要组成部分。在茶叶的加工过程中，槲皮素的含量和存在形式可能会发生变化。

槲皮素的安全性如何

因为槲皮素广泛存在于天然食物中，所以正常膳食摄入是安全的，一般不会产生不良反应。每天经口摄入 1000 毫克的槲皮素，持续 12 周，也没有发现副作用。静脉注射仅在高剂量时出现呼吸困难、呕吐及肾毒性等反应，但这些症状会很快消失。总体来说，槲皮素是非常安全的[6]。

口服槲皮素的生物利用度很低，部分原因是其分子结构中含有糖基团，这些糖基团会降低其在肠道中的吸收效率。当糖基化形式的槲皮素通过酶促水解转化为游离形式的槲皮素后，就能被更好地吸收。

调查估计，一般人群槲皮素的摄入量为每天 5~40 毫克，比如平时多吃些富含槲皮素的蔬菜水果，则每天可以摄入高达 200~500 毫克的槲皮素。此外，槲皮素可用作膳食补充剂，每天的剂量可以是 200~1200 毫克，其吸收率高达 60%[2]。

8 白藜芦醇

在抗衰界,白藜芦醇是经典的存在,它是红酒、葡萄、蓝莓中天然存在的一种多酚。白藜芦醇最早出圈是因为网红抗衰教父,哈佛大学教授大卫·辛克莱尔(David Sinclair)发现,白藜芦醇好像可以延长小鼠寿命,继而他宣称自己每天都会服用白藜卢醇,这是他保持年轻的重要原因。

白藜芦醇是我国批准的功能性食品(原料)的成分之一,其可以改善心血管循环,抑制脂质过氧化,减少脂质过氧化物的积累,并且具有一定的抗肿瘤、抗菌和免疫调节作用。作为保健食品,一般会宣传它的抗氧化特性;作为药品,白藜芦醇可用于治疗心血管疾病、动脉粥样硬化和高脂血症等[1]。

白藜芦醇与抗衰的关系

那么,白藜芦醇真能帮我们对抗衰老吗?

这里先讲一下 SIRT1 蛋白。SIRT1 蛋白全称为 Sirtuin1,它也被人称为长寿蛋白。SIRT1 蛋白是一种 NAD+ 依赖的组蛋白去乙酰化酶,在细胞代谢、DNA 修复、炎症反应和细胞衰老等过程中发挥着重要作用。

白藜芦醇是一种已知的 SIRT1 激活剂,它通过 SIRT1 信号通路发挥抗衰作用。在很多动物实验和体外实验中发现,白藜芦醇主要通过诱导自噬、减轻氧化应激和保护神经,在多种动物模型中发挥延长寿命的作用[2]。

尽管白藜芦醇在实验室条件下对酵母和一些其他模型生物显示出潜在的寿命延长效果[3],但对人类来说,它的效果如何还有待验证,并且存在一些争议。因此,对于白藜芦醇是否具有延缓衰老和预防衰老相关疾病的效果，还没有定论。

另外，不同的研究会得出矛盾甚至相反的结论，这可能是由于白藜芦醇在结构上有顺式和反式之分[4]。我们在市面上看到的补充剂大多是反式的，因为它更稳定，效果也更好。但是在高温、高热或低浓度等情况下，反式白藜芦醇极易转化为顺式白藜芦醇。但不论是哪种形式的白藜芦醇，稳定性都算不上好，容易降解失效。

此外，口服的白藜芦醇水溶性低、体内代谢快、生物利用度差，很难被人体利用[5][6]。

美国食品药品监督管理局将白藜芦醇的安全性评为"一般认为安全"，因此通过食物摄入少量白藜芦醇完全没问题。如果选择白藜芦醇含量更高的补充剂，少量服用也是安全的，但多吃可能会有一些副作用。在动物实验中发现，大剂量的白藜芦醇会让动物发生肾损伤、脱水、呼吸困难、腹泻等不良反应。人体长期每天服用剂量超过 0.5 克的白藜芦醇时，可能会有一些不良反应，如腹泻等[7]。

总的来说，大家日常通过饮食摄入白藜芦醇是非常安全的，葡萄、红酒、可可粉、黑巧克力、草莓、蓝莓等都是白藜芦醇含量丰富的食物。但额外摄入白藜芦醇补充剂是否有好处，目前还没有足够的证据。

9 胶原蛋白肽

说起抗衰，胶原蛋白一定少不了。随着年龄的增长，胶原蛋白流失，皮肤会失去弹性，紧致度降低，出现松弛、皱纹等衰老现象。

皮肤质量随年龄增长而下降，是因为胶原蛋白合成减少和皮肤血管变窄，导致弹性下降和皱纹形成[1]。胶原蛋白的流失是由多种因素引起的，包括年龄增长、紫外线照射、环境污染、不规律的生活作息等。市面上宣称补充胶原蛋白的产品非常多，有各种口服的胶原蛋白肽产品，那它们有没有用呢？

胶原蛋白是什么

我们先来了解下什么是胶原蛋白。

胶原蛋白占人体总蛋白质的三分之一，是人体内最丰富的结构蛋白。它是一种大分子蛋白质，具有三螺旋结构[2]，主要存在于人体的皮肤、骨骼、肌腱和韧带中。它是皮肤的主要成分之一，对维持皮肤的健康和弹性起着关键作用。随着年龄的增长，皮肤中的胶原蛋白水平会逐渐下降，导致皮肤失去弹性，出现皱纹[3]。

既然胶原蛋白减少了，是否可以通过口服的形式补充呢？

这就涉及胶原蛋白在人体中如何被吸收的问题。

我们摄入的胶原蛋白是大分子，人体无法直接吸收，需要在胃和小肠中，经过胃蛋白酶、胰蛋白酶等作用，将大分子的胶原蛋白分解为肽或氨基酸，这些才可以被人体吸收。通过小肠吸收，肽或氨基酸得以进入血液，再转运到全身。

胶原蛋白分解后得到的氨基酸，并不直接参与合成人体的胶原蛋白，而是根据身体需求和代谢情况决定，它可能用于供应能量、合成神经递质等。所以，并不是你想的那样——吃了胶原蛋白，就合成了脸上的胶原蛋白。

胶原蛋白和胶原蛋白肽一样吗

口服胶原蛋白和胶原蛋白衍生产品，要想在皮肤上发挥生物活性，它必须能穿过肠道屏障，以某种形式进入血液，并有足够的量输送到皮肤。

上面已经提到，胶原蛋白分子量太大——通常约为300千道尔顿（kDa），无法直接被人体吸收。而胶原蛋白肽就不一样了，它是水解胶原蛋白后产生的，所以也叫作水解胶原蛋白，它的分子量通常在1000~5000道尔顿（Da）。胶原蛋白肽也就是我们上面讲的，人体在吸收胶原蛋白的过程中，经酶类水解产生的肽类，通常是胶原二肽或三肽。它们具有更高的稳定性和吸收率[4]。胶原蛋白肽有特定的转运系统，可以不通过肠道，直接进入血液而被吸收[4]。

研究发现，补充胶原蛋白肽对于改善皮肤状态有一定的帮助。

皮肤的弹性和水分是衡量皮肤状态的重要指标，也是衡量皮肤老化的典型特征。I型胶原蛋白是皮肤中的主要胶原蛋白，占总胶原蛋白的90%，为皮肤提供结构支持、结构强度和弹性，维持真皮层的完整性。研究者发现，口服胶原蛋白肽，一小时后就能在血液中检测到相关的氨基酸成分，并能沉积到皮肤上，改善皮肤保湿情况和弹性。连续补充8周甚至更长时间后，效果更显著[1]。

大部分研究发现，在补充60天和90天后，皮肤老化迹象得到改善，并且这种改善在补充结束后30天内仍然存在[5]。

但并不是所有来源的胶原蛋白肽都有同样的效果。此外，补充效果还受到补充时间的影响。胶原蛋白通常可从动物身上获得，经水解得到胶原蛋白肽。最常见的动物来源是牛、猪、海洋生物等。也有学者发现，补充海洋生物中的胶原蛋白肽，皮肤弹性和水分能得到显著改善，是相对更合适的来源[1]。

补充胶原蛋白肽安全吗

看到这里，你可能已经想着去买点胶原蛋白肽吃一吃了吧！

但别着急，虽然关于口服胶原蛋白肽能改善皮肤状态的研究结果已经有很多，但其实缺乏人群大样本的高质量研究。

而且，很多产品也复配了其他的营养素，比如可以促进胶原蛋白合成的维生素C、宣称有抗氧化功效的谷胱甘肽，以及对抗皮肤炎症的烟酰胺等。如果你主观上感觉皮肤状态变好了，很难证明这是口服胶原蛋白肽的结果。

相对来说，以下这些建议，是确定可以对皮肤健康状态有帮助的！第一，做好皮肤的防晒、清洁、保湿工作；第二，注意维持健康的生活方式，保持健康的饮食习惯，多摄入富含抗氧化物的食物，饮用充足的水和补充适量优质蛋白质，减少熬夜，少吃甜食。

不过，如果你正在服用或想要尝试服用胶原蛋白肽，安全性上是可以放心的。胶原蛋白肽本身是天然来源，没有相关的负面报道。而且，胶原蛋白肽作为一种分子量更小的胶原蛋白，更容易被人体吸收利用。目前也有研究发现，它可以改善关节功能，减轻关节疼痛，对身体成分补充、力量和肌肉的恢复有一定帮助[6]。

10 二甲双胍

2024年初，《细胞代谢》(*Cell Metabolism*)杂志发表了一篇综述论文，主要介绍了最主流的几种抗衰药物的试验进展，其中一部分药物是通过增强细胞自噬功能来清除体内有害物质而发挥作用的[1]。

细胞自噬，就是细胞在循环中吃掉自己的过程。我们可以把这个过程理解成身体在回收垃圾，清除代谢废物或衰老物质。增强细胞自噬功能，是抗衰的核心手段之一。

目前研究人员发现，有 4 种药物能够增强细胞自噬功能。它们分别是：二甲双胍、雷帕霉素、亚精胺和阿司匹林。二甲双胍是我们非常熟悉的一个名字，它也是《中华老年医学杂志》2024 年第 2 期发表的《延缓衰老药物干预研究中国老年医学专家共识（2024）》中的一类药物名单中的一员 [2]。

二甲双胍与抗衰的关系

二甲双胍是治疗 2 型糖尿病的一线药物，它可通过抑制肝脏生成葡萄糖而发挥降糖作用。有趣的是，近年来的研究发现，服用二甲双胍可延长不同动物模型（包括哺乳动物）的寿命，这揭示了其在抗衰方面的潜力 [3]。

二甲双胍的历史可以追溯到法国紫丁香，它是欧洲的一种传统草药，富含胍。1918 年，胍被证明可以降低血糖。20 世纪 90 年代以来，二甲双胍被广泛用作糖尿病的一线治疗药物。随后，二甲双胍被证明可以延长蠕虫的健康寿命及小鼠的健康寿命和寿命。

中科院的研究团队对食蟹猴进行了为期 40 个月的研究，2024 年，他们将结果发布在顶级期刊《细胞》（Cell）上。研究团队从生理、成像、组织学和分子评估等多方面研究了二甲双胍对衰老的影响。衰老时钟显示，服用二甲双胍使食蟹猴的生物年龄年轻了 6.41 岁，相当于人类的近 20 年 [4]！

更令人惊喜的是，二甲双胍还具有保护神经的作用，能够保护大脑结构和提高认知能力，可以使大脑的衰老减缓 6 年左右 [4]。这可以理解为，一个快要退休的老年人突然回到了青壮年，堪称"满 60 减 20"。而且从器官层面来看，几乎所有的组织都恢复到了更年轻的状态。

没想到二甲双胍竟然这么神奇吧？那么，它究竟是如何发挥抗衰作用的呢？

研究者通过体外模型发现，二甲双胍能够通过一种叫作细胞自主机制的方法，帮助人类神经元延缓衰老。简单来说，就是二甲双胍能够让神经元保持年轻状态。

具体来说，当神经元经二甲双胍处理后，一种叫作 Nrf2 的蛋白质的活性得到了增强。Nrf2 是一种保护细胞的蛋白质，它能够激活一系列的基因，这些基因可帮助细胞抵抗氧化应激。另外，二甲双胍能够减少细胞内有害物质的积累，如脂质过氧化产物，以及活性氧。二甲双胍主要是通过激活 Nrf2 通路来延缓神经元及大脑衰老的，这也是"神药"抗衰的关键机制。

二甲双胍是治疗糖尿病的一线药物，但它的益处不仅限于控制血糖。研究表明，二甲双胍还能降低心血管疾病、癌症、虚弱、炎症和认知能力下降等其他疾病的风险。二甲双胍还会对提升糖尿病患者的认知能力产生积极影响，因为降低血糖可以减少葡萄糖对神经元的毒性。二甲双胍可保护心肌细胞免受高血糖的影响，从而减轻糖尿病患者的心力衰竭症状。

在对使用二甲双胍的糖尿病患者进行的荟萃分析显示，二甲双胍这种药物可降低全因死亡率和与年龄相关的疾病的发病率[5]，这些是治疗糖尿病获得的间接好处。比如，由于减轻了高胰岛素血症的症状而具有了抗癌作用，因为胰岛素具有刺激肿瘤生长的特性。

另外，二甲双胍可能会影响肠道菌群中细菌种类的相对比例，增加有益健康的短链脂肪酸（SCFA）、丁酸、丙酸及一些有益菌的数量。这也许是二甲双胍延缓衰老的另一种方式[1]。

二甲双胍的安全性

二甲双胍有副作用吗？

作为一种药物，它确实也有副作用。根据多项研究和文献报道，二甲双胍的常见副作用包括胃肠道反应、乳酸性酸中毒、维生素 B_{12} 缺乏症等。胃肠道反应是最常见的不良反应，表现为恶心、呕吐、腹泻等。此外，二甲双胍还可能导致肝损伤、皮肤损伤、低血糖、血液系统损伤、精神异常和急性胰腺炎等其他不良反应[6]。

服用二甲双胍可能还会影响肌肉[1]。

想象一下，你正在努力通过跑步、骑自行车或使用椭圆机来锻炼肌肉，同时你也在做一些力量训练，如推举、深蹲、引体向上等。这些锻炼对肌肉非常有益，但如果你同时在服用二甲双胍，那么这种药物可能会让你的锻炼效果打个小折扣。

最近有两项专门针对老年人的研究发现，当他们服用二甲双胍时，上述锻炼对肌肉的益处大约减少 5%。这可能是因为二甲双胍在控制血糖的同时，也影响了肌肉对锻炼的反应。如果你遵医嘱，正在服用二甲双胍，并不意味着你应该停止服药或放弃锻炼。因为锻炼仍然是非常有益的，只是效果没有不吃药时那么显著。

总之，二甲双胍是一种非常有前途的药物，它可以减缓衰老并延长健康寿命，且副作用可控。但它毕竟是一种药物，目前还是建议大家遵医嘱服用，不要自行盲目选择。

11 PQQ

近年来在各个社交平台上，一种叫作 PQQ 的物质火起来，它在延缓衰老方面展现出令人振奋的潜力。

PQQ（吡咯并喹啉醌）是一种水溶性维生素化合物，目前还没被认可为维生素。如果饮食里缺少PQQ，会产生类似维生素缺乏的症状，不过，只要按需要的量补充PQQ，这些症状就可以消失[1]。

PQQ最早于1979年在细菌中被发现，它广泛存在于各种食物中，具有很强的抗氧化能力。这几年，科学家发现，PQQ对于抗衰也有重要的作用[2]。

PQQ与衰老的关系

作为一种强大的抗氧化剂，PQQ的自由基清除活性比维生素C高7.4倍[1]。

随着我们慢慢变老，身体里会产生很多"坏东西"，叫作活性氧，其中，部分活性氧属于自由基。如果这些"坏东西"太多了，就会攻击身体细胞，甚至伤害DNA。它们会使骨头里的细胞不容易生长和分裂，还会使破坏骨头的细胞变得更活跃，结果就是骨质疏松的风险增加了[1]。PQQ在预防因雌激素缺乏引起的骨质疏松方面，能达到与雌激素相当的作用。也就是说，通过补充PQQ可以抑制破骨细胞骨吸收，刺激成骨细胞骨形成，增强骨强度。此外，动物实验还表明，PQQ可以缓解自然衰老引起的骨质疏松[3]。

更令人兴奋的是，PQQ不仅是一种简单的抗氧化剂，它还是氧化酶的必需辅因子，对线粒体功能和ATP合成至关重要，具有促进线粒体生成和增强其功能的独特能力，可以增强代谢活动，产生大量富含能量的ATP[4]。线粒体被称为细胞的能量工厂，它们负责产生细胞所需的能量。随着年龄的增长，线粒体的数量逐渐减少，功能逐渐下降，这被认为是导致衰老的关键因素之一。

PQQ可以增强线粒体功能，促进脂肪分解，因此对于控制体重和提升胰岛素敏感性也有帮助，它可能还有助于预防或控制代谢紊乱。

此外，从整体健康角度来说，PQQ 也有其他一些潜在益处。PQQ 强大的抗炎性，可能有助于减轻慢性炎症及降低相关的健康风险；PQQ 参与各种神经调节机制，在神经保护中发挥重要作用，对于认知功能障碍、神经退行性变性疾病，如阿尔茨海默病和帕金森病有抑制作用；在某些癌症预防及肌肉健康方面，PQQ 也有积极的作用 [4]。

PQQ 的来源和安全性

PQQ 无法在哺乳动物体内合成，但它天然存在于各种食物中，包括发酵食品、蔬菜和人类母乳 [1]，以及动物性食物如牛奶和鸡蛋等 [5]。

PQQ 作为补充剂是安全的，符合美国食品药品监督管理局的所有"一般认为安全"要求，各项研究均未报告其毒性或遗传毒性 [6]，并且在临床研究中也显示出良好的耐受性，没有报告不良反应。即使在每天高达 60 毫克 / 千克体重的剂量下连续服用 4 周，或 20 毫克 / 千克体重连续服用 24 周也没有不良反应。在一些国家，PQQ 也是比较安全的食品补充剂，而且使用 PQQ 治疗疾病不会改变肝脏和肾脏损伤相关标志物 [1]。

目前，对于最佳摄入剂量还没有明确的研究结果，未来可能需要进一步实验研究。当前通常的研究剂量为 10～20 毫克 / 天，但这不代表推荐剂量和最佳剂量。

通过食品、饮料及补充剂摄入 PQQ 是可以放心的。如果你同时还在服用其他药物或补充剂，特别是抗凝血药或抗炎药，或处于特定的健康状况下，可以咨询医生。

12 原花青素

在已知的各种抗氧化物质中,原花青素一定是杰出的代表。

很多人认为原花青素就是花青素,其实不是。虽然只差一个字,但它们却是两种物质。它们的化学结构、颜色、存在的形式都是不同的。拿化学结构来说,原花青素属黄酮类化合物,花青素属糖苷衍生物。原花青素在酸性介质中加热可产生花青素,故得此名。它们的区别见下表。

原花青素与花青素的区别

特性	原花青素	花青素
存在形式	多聚体形式,种类丰富	通常以糖基化或乙酰化形式存在,即花色苷形式
抗氧化性	强,对人体具有重要的保健功能	强,具有多种生物活性
食物来源	葡萄籽、苹果皮、可可豆等	蓝莓、紫薯、紫甘蓝等
生物活性	清除自由基、抗炎、抗肿瘤等	抗氧化、抗炎、改善视力等
对人体作用	抗衰、保护中枢神经系统、调节脂质代谢	保护视力、改善心血管健康、抗糖尿病等
颜色	通常为红棕色粉末	赋予植物如蓝莓、紫薯等明亮而鲜艳的颜色,颜色随pH值变化,从红到蓝
稳定性	在pH1.0~7.0环境下性质较稳定,在直射光条件下会发生氧化、聚合从而产生有色物质,超过80℃高温氧化加快	易受温度、光照、pH值等多种因素影响,稳定性较差,但可通过辅色素改善其稳定性

原花青素是目前国际上公认的清除人体自由基最有效的天然抗氧化剂。按聚合度的大小,通常将二至四聚体称为低聚体原花青素(OPC),这也是目前研究最多、最重要的一类原花青素。

原花青素的抗衰作用

原花青素具有超强的抗氧化能力，其抗氧化能力是维生素 C 的 20 倍、维生素 E 的 50 倍 [1]。

身体一直在进行氧化和炎症反应。想象一下，我们的身体就像一部机器，机器运转久了，零件会磨损，身体也会因为氧化而产生"磨损"。当身体里的活性氧，如超氧自由基和羟自由基积累得太多，超过了身体清除它们的能力时，就可能导致细胞受损。

原花青素就像身体里的小卫士，它有一种特殊的结构，叫作羟基，这让它能把自己的一部分献给那些不稳定的氧化物和自由基，从而保护身体。

原花青素还能通过一种叫作诱导共振的方法，让那些不稳定的分子变得稳定。

在我们的身体里，原花青素通过几种方式来保护细胞不受伤害。首先，它能够清除那些有害的活性氧，减少脂肪的过度氧化，保护 DNA 不受伤害。这就像给细胞穿上了一层防护服，防止它们被有害物质伤害。

2021 年 12 月 7 日，全球顶级科学杂志《自然代谢》(*Nature Metabolism*)发布重大研究成果 *The flavonoid procyanidin C1 has senotherapeutic activity and increases lifespan in mice*——中国研究团队从葡萄籽中提取出 PCC1（原花青素 C1），发现 PCC1 能够高效且安全地清除衰老细胞。单独对衰老小鼠使用 PCC1，可帮助其延长健康中位寿命 64.2%。这为延长人类健康寿命、清除衰老细胞提供了新的策略和可能性 [2]。

另外，糖化反应也会导致皮肤衰老。糖化反应最终产生晚期糖基化终末产物，简称 AGE。AGE 在皮肤环境中积累会导致胶原蛋白、弹性蛋白或纤连蛋白纤维交联变硬，以及黑色素生成增加，是导致人体衰老的元凶之一。研究表明，原花青素浓度与蛋白质非酶糖基化的程度呈负相关，而且原花青素抑制 AGE 生成的效果远高于同等浓度的其他抗糖化成分 [3]。

原花青素的食物来源

原花青素广泛存在于自然界中，葡萄、蓝莓、苹果、可可豆、蔓越莓等食物中含量丰富 [1]。

可可制品中的原花青素含量非常高，每 15 克黑巧克力（可可含量 70% 以上）能提供 127.8～297.75 毫克的原花青素。可可含量越高，原花青素含量也会越高 [4]。

未碱化的可可粉中也含有丰富的原花青素，每 15 克可可粉中含有 150～200 毫克原花青素。此外，蔓越莓、葡萄籽、红酒中也含有很多原花青素。所以，日常想要通过普通食物摄入原花青素，可以试试上述食物，尤其是可可制品，包括可可粉和黑巧克力。

原花青素的安全性

在大多数情况下，通过食物摄入原花青素是非常安全的。不过，天然食物中的原花青素含量相对较低。

如果通过补充剂摄入原花青素，如葡萄籽提取物或蔓越莓提取物，建议每天的剂量控制在 50～300 毫克。超过此剂量范围，尤其是长期高剂量使用，可能会导致一些不良反应，包括胃肠道刺激、过敏等情况。

13 ω-3 脂肪酸

ω-3 脂肪酸，特别是 DHA 和 EPA，在维持健康方面发挥着至关重要的作用。但它们又是人体无法合成的多不饱和脂肪酸，只能通过饮食或补充剂摄入。也就是说，血液中的 ω-3 脂肪酸水平主要取决于饮食摄入量。

美国心脏协会建议成人每天至少摄入 250～500 毫克的 EPA 和 DHA，以维持心血管健康。ω-3 脂肪酸的主要食物来源包括富含 ω-3 脂肪酸的鱼类，如鲑鱼和沙丁鱼，以及某些植物性食物，如亚麻籽和奇亚籽，它们含有 α-亚麻酸（ALA）。虽然膳食补充剂提供了获取 ω-3 脂肪酸的另一种方式，但从天然食物中获取 ω-3 脂肪酸更被推荐[1]。

ω-3 脂肪酸与衰老的关系

近年来，关于 ω-3 脂肪酸与衰老之间的关系的研究逐渐增多。最新的研究结果显示，ω-3 脂肪酸补充剂可能对延缓生物老化具有显著效果。

2025 年发表在《自然衰老》(*Nature Aging*) 期刊上的一项研究发现，每天服用 1 克 ω-3 脂肪酸补充剂的老年人，能让身体"变年轻"3～4 个月[2]。这里的"变年轻"不是体现在外貌上，而是通过血液和 DNA 检测出的生物年龄——可以简单地理解为身体内部的实际衰老程度。

这项研究在瑞士进行，涉及 777 名 70 岁以上的参与者，评估了单独或联合使用 ω-3 脂肪酸、维生素 D、运动对老年人生物学衰老的影响。研究人员采用 4 个不同的"衰老时钟"来评估（对血液指标、基因损伤等进行综合打分），其中 3 个指标显示 ω-3 脂肪酸组老年人的生物年龄明显倒退。如果同时配合运动和补充维生素 D，抗衰效果还能叠加。

ω-3 脂肪酸 + 维生素 D+ 抗阻运动，可以说是抗衰三件套。

尽管生物年龄减少几个月似乎微不足道，但研究人员指出，这可能会对公共健康产生重要影响，如降低某些与年龄相关健康问题的发生率。

此外，另一项研究发现，每增加 1 克的 ω-3 脂肪酸摄入量，表型加速平均减少 0.071 个单位，这表明适量增加 ω-3 脂肪酸摄入量可能有助于延缓衰老[3]。这里的"表型加速"是指个体的表型生物年龄（通过血液生化标志物计算）与其实际年龄之间的差异。研究显示，ω-3脂肪酸的摄入量与这一加速过程之间存在显著的负相关关系。当ω-3脂肪酸摄入量超过1.103克/天时，对表型加速的影响趋于稳定。也就是说，1.1克左右是比较合适的摄入量。

当然，除了直接的抗衰作用，ω-3脂肪酸本身就被认为在抗炎、抗氧化、保护心血管健康方面是有积极作用的。

研究表明，ω-3脂肪酸的抗炎特性在对抗与衰老相关的慢性炎症上起着至关重要的作用[4]。ω-3脂肪酸可以降低促炎细胞因子的水平（如IL-6和TNF-α），有助于遏制与衰老相关的触发器反应[5]。

在心血管保护方面，ω-3脂肪酸有助于减少心脏事件，降低发生心血管疾病的风险，对于预防衰老过程中常见的心血管问题具有重要意义[4]。

在认知功能方面，虽然各研究结果并不一致，但一些研究表明，补充ω-3脂肪酸有助于减轻老年人的抑郁症状，这也间接反映了其对认知健康的积极影响[6]。总体而言，ω-3脂肪酸在延缓衰老和预防相关疾病方面已表现出广泛的潜在益处。

ω-3脂肪酸补充剂对心血管疾病的一级和二级预防有健康益处。美国心脏协会建议冠心病患者每天摄入约1克EPA和DHA，且最好来自富脂海鱼；可以咨询医生，辅助服用EPA和DHA补充剂[7][8]。

ω-3脂肪酸的安全性

ω-3脂肪酸总体上被认为是安全的，但可能存在一些副作用。

美国食品药品监督管理局和美国心脏协会均指出：

- 健康成人每天ω-3脂肪酸（EPA和DHA）的摄入量不宜超过3克。

过量可能增加出血风险，尤其是正在服用抗凝血药物的人群[9]。
- **冠心病患者：** 美国心脏协会明确建议每天摄入 1 克 EPA 和 DHA，因仅靠饮食难以达标，所以需要补充补充剂。这一剂量可以帮助降低发生心血管事件的风险。
- **高甘油三酯血症患者：** 若需降低甘油三酯水平，美国心脏协会建议每天摄入 2～4 克 EPA 和 DHA，但一定在医生指导下使用，以避免出现副作用。

需注意两点：优先通过饮食（如选择鱼类、坚果、植物油）获取 ω-3 脂肪酸，若需补充剂应选择高纯度产品，并避免超过安全上限；高剂量 ω-3 脂肪酸可能增强抗凝血药物（如华法林）的效果，在同时服用抗凝血药物时需谨慎。

如何判断自己是不是吃够了，这里也给一个参考。

如果你能保证每周吃 2 次富脂海鱼，如三文鱼、沙丁鱼、带鱼、马鲛鱼等，每次至少 100 克，每天吃 1 个鸡蛋，含蛋黄，则基本可以保证每天 250～500 毫克 EPA 和 DHA 的摄入。

如果你做不到经常吃鱼，想通过 ω-3 脂肪酸补充剂来达到摄入要求，建议优先选择高纯度、经过第三方认证的产品，同时注意剂量不要太高。

- **高纯度：** 想要达到保护心血管的作用，应该选择纯度至少在 70% 以上的 ω-3 脂肪酸补充剂；想要辅助治疗血脂相关疾病的，建议选择纯度在 90% 以上的 ω-3 脂肪酸补充剂。
- **第三方认证：** 要考虑重金属污染问题，建议选择经过第三方如国际鱼油标准组织（IFOS）认证的产品。它们会对 ω-3 脂肪酸补充剂的纯度、氧化水平、重金属含量以及稳定性等方面进行测试，确保其符合严格的国际标准。

- **合适剂量：** 如果服用 ω-3 脂肪酸补充剂，建议最多每天服用 1 克，不超过 2 克；治疗用途（如高血脂）的剂量往往更高，通常为 2～4 克，请在医生指导下使用。

综上所述，增加 ω-3 脂肪酸的摄入可能是延缓衰老的一种有效策略。但衰老是一个复杂的过程，ω-3 脂肪酸只是健康拼图中的一块，我们不能神化任何一种物质而忽略总体的饮食和生活习惯。

2.2
这些抗衰食物安排起来

1 藜麦

不知道从哪一天起，藜麦成了从素食汉堡到早餐碗等各种食物的必备配料。

"藜麦"是联合国粮食及农业组织认定的唯一一种单体植物即可满足人体基本营养需求的食物。简单来说就是，你只吃藜麦，就可以活下去。

藜麦的英文是Quinoa，被称为"印加人的黄金"。大约5000年前，安第斯山脉的艾玛拉人开始种植和食用藜麦，他们把收割的种子烘焙后加到各种菜式中。

虽然藜麦的名字中有个"麦"字，但它是一种不含麸质的"假谷物"，其富含淀粉和优质蛋白质，碳水化合物含量低于大米和面食，不会导致血糖飙升。

从营养学的角度来说，藜麦中的膳食纤维、B族维生素都比精白米面中的更优秀，蛋白质含量约是同等重量粳米的2倍，可以提供很强的饱腹感。此外，矿物质含量也很丰富，钙含量是粳米的 20 多倍。对成人来说，它可以替代部分主食，以丰富口感，降低血糖波动 [1]。

藜麦还富含人体必需的氨基酸、多酚、黄酮、芦丁、槲皮素、异槲皮素、皂苷等全部功能成分。这些成分赋予了藜麦抗氧化、抗炎、降血糖、减肥等多种生理活性。

其中，黑藜麦和红藜麦的总多酚（如阿魏酸、咖啡酸）、总黄酮（如槲皮素、芦丁）含量最高，对自由基的清除能力也最强 [2]。

虽然藜麦营养价值很高，但吃的时候需要额外注意几点。

藜麦表层的皂角苷成分有微毒性，建议清洗干净。研究发现，烹煮能显著增加藜麦中脂溶性提取物类胡萝卜素和生育酚含量，提高脂溶物的抗氧化活性，但对脂肪酸含量影响不大。所以，千万别生吃哦 [3]。

可以将藜麦与水（或高汤）以 2∶1 的比例加入锅中，煮沸后转小火慢慢煮熟，通常需要 15～20 分钟。煮熟的藜麦可以用来制作沙拉，也可以作为米饭的替代品，与各种菜肴搭配食用，或者用来制作藜麦粥。

藜麦有红色、黑色、白色三种，虽然红、黑藜麦的抗氧化性更强，但胃肠道比较弱的人，应慎选红、黑藜麦，因为它们的籽粒表层壳膜比较硬，不容易消化。

> 吃法：藜麦沙拉、藜麦面包、藜麦小米粥、藜麦饭、藜麦饼干等。

2 大蒜

近年来，大蒜不仅在厨房中作为调味品备受欢迎，其健康益处也逐渐受到重视。

自古以来，大蒜就是被用于治疗多种疾病的草药，尤其在预防和治疗与衰老相关的疾病方面显示出巨大潜力。早在公元前1550年，埃及人就意识到大蒜可以治疗多种疾病[1]。

大蒜中含有丰富的生物活性物质，如硫化合物、抗氧化物和多种维生素，这些物质对健康大有裨益[2]。大蒜素（Allicin）是其中最重要的有效成分[3]。一些学者认为，大蒜素有良好的抗癌效果。摄入大量的生大蒜或煮熟的大蒜，可降低胃癌和结直肠癌的发生风险。

有报道称，大蒜在体外和动物研究中具有良好的抗癌效果。不过，近年来也有系统的研究表明，没有足够的证据证明大蒜摄入量与癌症之间有因果关系[4]。无论如何，大蒜中的硫化物具有一定的抗菌、抗炎和免疫调节作用[5]。

大蒜也是我们日常饮食中常见的食材，尤其在地中海和亚洲地区。比如，将大蒜切碎后与番茄、橄榄油、香草等一起熬煮，可用于调制意大利面、比萨等，也可用于制作蒜香面包、西班牙海鲜饭，或是蒜香橄榄油调味品等。在亚洲地区，韩国的泡菜、烤肉和日本的味噌汤中也少不了大蒜的身影；中国的炖菜、拌菜、腌菜更离不开大蒜。

从营养学的角度来看，大蒜中膳食纤维、B族维生素（如维生素B_1和维生素B_6）、矿物质和抗氧化成分的含量都比一般蔬菜要多，不过大蒜中蛋白质的含量不高。另外，其所含的硫化物，如蒜氨酸和蒜氨酸酶，以及其代谢产物如阿霍烯，具有抗血栓、降血压和抗菌等多种生物活性。

新鲜的大蒜中没有游离的大蒜素，只含有它的前体物质蒜氨酸。加工大蒜时，切开或因挤压使细胞壁破坏，可以激活蒜氨酸酶，催化蒜氨酸分解产生具有辛辣味的大蒜素。蒜的组织结构被破坏得越严重，具有辛辣味的化合物便产生得越多，辛辣感就越强烈。

不过，不适当的烹饪或加工会破坏大蒜中的硫化物。温度、pH值、烹饪时间、加工方法和食物基质等因素都会影响蒜氨酸酶的活性，蒜氨酸酶是大蒜中将蒜氨酸转化为活性硫化物的关键酶。加热会导致蒜氨酸酶变性，从而导致大蒜中的大蒜素代谢物减少。硫化物的减少与大蒜气味的减弱以及大蒜抗癌和抗菌潜力的降低有关。

另外，已生成的大蒜素在加热和碱性条件下都不稳定，烹饪时间越长，对大蒜素的破坏程度就越高。而加一些醋，使它处于弱酸性的条件下，会使其相对比较稳定。油炸对丁人蒜素的破坏是最大的，应避免高温加热[6]。相对来说，温和的烹饪方式能更好地保留大蒜中的活性物质，如轻微炒制、微波、蒸或生食。比如，将大蒜切片或压碎后，让其在室温下静置10分钟左右，使蒜氨酸酶有足够的时间将蒜氨酸转化为大蒜素，然后再加入沙拉或轻微烹饪的菜肴中。这样可以最大限度地保留大蒜的健康益处[7]。

虽然大蒜的健康益处很多，但食用时也需要额外注意。

在生吃大蒜时，大蒜中的硫化物如大蒜素会对胃肠道产生较强的刺激，可能导致胃部不适、胃痛、胃酸反流等情况。对于本身胃肠道功能较弱的人来说，这种刺激可能会更加明显。一些人在生吃大蒜后还可能出现恶心、呕吐、腹泻等症状。煮熟的大蒜这种刺激性被减弱，更适合胃肠道敏感的人群食用。

吃法：蒜泥黄瓜、蒜泥白肉、蒜蓉蒸扇贝、蒜蓉西蓝花、蒜蓉蒸茄子、蒜香面包、蒜蓉蘑菇烩饭等。

3 西蓝花

西蓝花属于十字花科芸薹属，是一种营养价值极高的蔬菜。近年来，西蓝花因其丰富的营养成分和潜在的健康益处而受到广泛关注。

西蓝花具有很高的营养价值,因为它富含膳食纤维、维生素A、维生素C、钙和铁等营养物质。此外,西蓝花中存在的生物活性物质,包括酚类、硫代葡萄糖苷(GSL)、类胡萝卜素、生育酚、抗坏血酸和类黄酮,使它具有预防慢性疾病、抗氧化、防癌等功效[1][2]。

硫代葡萄糖苷类化合物是西蓝花等十字花科蔬菜中的一种重要活性成分。这些化合物可以通过几种方式分解,产生鲜、香、苦、辣等不同的味道。在这些分解产物中,有一种叫作异硫氰酸酯(ITC)的东西特别值得关注。萝卜硫苷和萝卜硫素就是这类化合物中的佼佼者,它们可是抗氧化、抗炎和抗癌的小能手。

萝卜硫素是一种有机硫化物,属于异硫氰酸酯家族中的一员。它平时处于植物细胞的细胞质里,而能让它分解的酶则藏在细胞的另一部分即液泡中。

萝卜硫素不仅能抗氧化、抗炎,还能帮助预防和治疗神经系统的疾病。它通过激活一条叫作Nrf2的信号通路,增强细胞的抗氧化能力,减少氧化应激,从而延缓衰老。氧化应激是导致细胞损伤和衰老的罪魁祸首之一,萝卜硫素通过提高细胞的抗氧化能力,帮助细胞抵抗自由基的攻击[3]。

萝卜硫素还能抗炎,减少炎症反应,因为慢性炎症也是导致衰老的一个原因。它通过减少炎症因子的产生来减轻炎症对细胞的伤害[4]。

虽然萝卜硫素看起来有很多健康益处,但大多数的研究是在动物身上或者实验室里做的,还需要更多高质量的人体研究来验证这些好处。总的来说,萝卜硫素作为一种天然化合物,在抗衰方面的潜力非常值得进一步研究。

在十字花科蔬菜中,西蓝花嫩芽中的萝卜硫素浓度最高(西蓝花嫩芽中的 GSL 总含量是其成熟株的 10~100 倍）。卷心菜、花菜、球芽甘蓝、白菜、羽衣甘蓝、芥菜和豆瓣菜也含有这种成分。

在植物细胞中萝卜硫素是与特定酶分离存在的，这种酶在植物细胞受损时，比如在食物制备过程中（和在被咀嚼时），会将 GSL 转化为萝卜硫素。

不过，西蓝花中的 GSL 在烹饪过程中可能会部分降解，因此建议采用温和的烹饪方法，可以试试蒸或者快炒，这样能保留最多的营养。当然，也可以焯水后放到沙拉里，也能很好地保留营养。

在选择和食用西蓝花时，应注意以下几点：

- 选择颜色鲜绿、花蕾紧密的西蓝花，避免购买花蕾松散或发黄的西蓝花。
- 西蓝花应冷藏保存，并尽快食用以保证新鲜度。
- 食用西蓝花前应彻底清洗，以减少农药残留和细菌污染。
- 可以通过蒸、快炒、焯水等多种方式制作西蓝花相关菜品，以最大限度地保留其营养成分。

> 吃法：清炒西蓝花、蒜蓉西蓝花、西蓝花炒虾仁、西蓝花拌木耳、西蓝花浓汤等。

4 香菇

香菇是一种在日常饮食中极为常见且深受大众喜爱的食用菌类，它具有独特的风味和丰富的营养价值，在美食领域占有一席之地。在我国，香菇的栽培历史悠久，早在 800 多年前，人们就开始人工种植香菇。香菇也是亚洲国家很重要的食物和药物来源。

香菇多糖是香菇中最重要的生物活性成分，具有免疫调节、抗肿瘤、抗病毒等多种生理功能。香菇中的 β-葡聚糖含量约 27%，比一般的菌菇高出不少[1]。

β-葡聚糖在健康方面的益处，主要体现在调节免疫系统和改善胃肠道功能上。当以食物或补充剂形式摄入 β-葡聚糖后，β-葡聚糖无须经过胃消化即可到达小肠。在那里，它通过与特定受体结合，激活免疫细胞，从而发挥抗炎、抗病毒等多种生物活性，增强机体的免疫防御能力。此外，由于 β-葡聚糖没有被胃肠道消化，因此它可以增加肠道中内容物的体积，促进肠道蠕动，从而有效预防便秘。同时，β-葡聚糖可以降低胆固醇水平，减少肠道对胆固醇的吸收。这些功能使得 β-葡聚糖在促进健康方面具有重要的价值[2]。不过，香菇中的 β-葡聚糖与燕麦、大麦中的 β-葡聚糖不同，它似乎不会对人体的脂质水平和血糖反应产生有益影响[2]。

除了香菇多糖，香菇中还含有其他多种生物活性化合物，如酚类化合物、萜类化合物和蛋白质等。这些化合物具有抗氧化、抗炎、抗菌等多种生物活性，有助于增强免疫系统、降低胆固醇水平以及预防心血管疾病等[3]。

香菇中含有丰富的维生素 D。这主要是由于香菇在生长过程中，受到紫外线照射后，具有合成维生素 D 的独特能力。而且经过紫外线照射后，香菇中维生素 D_2 含量会显著增加，它会在人体内转化为活性形式的维生素 D_3[4]。

维生素 D 除了对骨骼健康有帮助，还是免疫系统重要的营养素。它在调节免疫细胞的活性和功能方面发挥着重要作用，能够增强机体的免疫防御能力。此外，维生素 D 还具有抗炎作用，能够帮助调节免疫系统的炎症反应。

香菇本身热量很低，并且含有丰富的呈味氨基酸和膳食纤维，有益于肠道健康。此外，香菇中还含有多种特殊的营养物质，如麦角硫因和谷胱甘肽。麦角硫因是一种重要的抗氧化剂，能够保护细胞免受氧化损伤。谷胱甘肽则是一种普遍存在于细胞内的抗氧化剂，具有解毒、调节蛋白质功能和维持免疫功能等多种作用。这些丰富的营养物质使香菇成为一种众多健康益处兼备的食材。

香菇肉质肥厚细嫩，味道鲜美，香气浓郁，令人回味无穷。其独特的香味主要来自其中含有的挥发性芳香物质，如酮类、烯酮类和酯类等。这些物质赋予香菇一种独特的菇香，使其在烹饪中能够很好地提升菜肴的风味。此外，香菇中的游离氨基酸含量较高，如天冬氨酸、谷氨酸等，这些氨基酸使得香菇的口感特别鲜美。日常可以储备一些干香菇在家里，因为干香菇在脱水过程中，其内部的风味物质会浓缩，使香气更加浓郁，而且方便保存。

> **吃法：** 香菇炒青菜、香菇鸡汤、香菇炒蛋、香菇肉酱、香菇饺子、香菇酿肉等。

5 芦笋

芦笋也叫作龙须菜，是我们餐桌上常见的菜品，被誉为"蔬菜之王"。芦笋肉质细腻、清新爽口、食而不腻。当然，不仅是口感独特，芦笋的营养价值也很高。

芦笋富含多种对人体有益的成分，也是重要的传统药材，具有抗炎、抗氧化、增强免疫力的功效[1]。我们吃的芦笋部位是它的幼茎。

最重要的是，芦笋中含有大量的酚类化合物，含量最多的是芦丁。

芦丁是一种黄酮类化合物，能够通过抗氧化和抗炎作用保护心血管健康，同时其还具有抗菌、抗病毒、抗肿瘤潜力，以及抗炎镇痛等生物活性。芦笋可食用部分中，芦笋尖的芦丁含量较高，是中部和底部的 1.7 倍和 5.5 倍 [2]。芦笋中含有丰富的硒，对抗氧化、抗肿瘤也有一定的帮助。

此外，芦笋中叶黄素、玉米黄质、β-胡萝卜素、叶酸等营养素的含量也比普通的蔬菜要高很多，对健康很有益处。芦笋中的膳食纤维含量也很高，尤其是菊粉含量较高，可以作为益生元被肠道有益菌食用，有助于肠道健康。

芦笋有多种品种，常见的有绿芦笋和白芦笋。绿芦笋较为常见，其颜色鲜绿，口感鲜嫩且略带韧性，在市场上很容易买到。绿芦笋适合多种烹饪方式，既能保留鲜嫩口感又能凸显清香味道。白芦笋相对少见一些，它是在芦笋生长过程中经过特殊的培土处理，使其不见阳光，从而阻止叶绿素形成才呈现白色的。白芦笋口感更为细嫩、清甜，通常适合较为清淡的烹饪方式，简单的搭配就能烹制出独特的美味 [3]。

吃法： 清炒芦笋、芦笋炒虾仁、蒜香芦笋、芦笋炒鸡蛋等。

芦笋味道鲜美，可用于制作沙拉或者做汤，但也可作为肉类和其他蔬菜菜肴的配料。

6 番茄

番茄也叫西红柿，是我们生活中最常见的食材，其酸甜可口，百搭又美味，生吃熟吃皆可，而且是很多美味菜肴的原料之一。

从番茄生长的情况来看，它从开花植物的子房发育而来并含有种子，所以将其归类为水果；但在实际烹饪中，我们都是将其作为蔬菜来使用的。

番茄富含有益健康的植物化学物质，如酚类化合物（酚酸和黄酮类化合物）、胡萝卜素（番茄红素、α-和β-胡萝卜素）、维生素（抗坏血酸和维生素A）和糖苷生物碱（番茄碱），有助于预防慢性退行性疾病。因此番茄具有抗氧化、抗诱变、抗增殖、抗炎和抗动脉粥样硬化的作用。

成熟番茄呈红色是因为其含有大量的番茄红素。这是一种很强的抗氧化剂，与降低前列腺癌、心脏病和其他慢性疾病的风险有关[1]。

番茄红素对衰老生物标志有显著影响，可延缓衰老，并能最大限度地降低与年龄相关的慢性疾病的严重性。番茄红素通过减轻氧化应激、炎症和减少细胞凋亡等机制，对癌症有一定的预防作用。番茄红素通过抑制促炎细胞因子释放和调节炎症途径与辅助因子发挥出色的抗炎特性，这在许多体外、动物和人体研究中都得到了证实。

此外，大量临床试验表明，番茄红素可以预防多种由紫外线引起的皮肤病，包括红斑、氧化损伤和皮肤炎症等。

每100克的熟番茄，就含有4400微克的番茄红素，番茄沙司等番茄加工制品或用油熟制的番茄制品中的番茄红素含量是鲜番茄的2~3倍[2]。

除了番茄红素，番茄中还含有β-胡萝卜素、叶黄素和玉米黄质等植物化学物质。

番茄有多种品种，不同品种的大小、颜色、形状和口味都有所不同。常见的有樱桃番茄，个头小巧，色泽鲜艳，味道甜美，通常可以作为水果直接食用，也适合用于沙拉的制作，为沙拉增添色彩和甜味。还有普通的大番茄，肉质厚实，

> **吃法：**番茄沙拉、番茄炒蛋、凉拌番茄、番茄鸡蛋汤、番茄牛腩、番茄意面、番茄烩饭等。

汁水丰富，比较适合用于烹饪菜肴或者制作番茄酱。总之，番茄是一种多用途的食材，推荐大家家中常备。

7 三文鱼

三文鱼的英文是 Salmon，它属于溯河洄游性鱼类，主要分布在大西洋与太平洋、北冰洋交界的水域。三文鱼有着悠久的食用历史，在北欧等沿海地区，人们很早就将三文鱼作为重要的食物来源。

三文鱼是一种营养丰富的食材，它富含优质蛋白质，每 100 克三文鱼中蛋白质含量约为 20 克，这些蛋白质中含有人体必需的各种氨基酸，易于人体吸收，对人体组织的修复和生长有重要作用。

三文鱼具有很强的抗炎和抗氧化作用，对心脏健康特别有益，还对大脑和眼睛的发育有良好的促进作用。这主要得益于其富含的 ω-3 脂肪酸（DHA 和 EPA）和其他生物活性物质。

身体在有炎症时会发送一些信使，这些信使被称为细胞因子，细胞因子是一类由免疫细胞和其他细胞产生的小蛋白质，它们在细胞间传递信号，调节免疫反应和炎症反应。在炎症反应发生时，某些细胞因子如肿瘤坏死因子-α、白细胞介素-1β 等会被释放，它们会促进血管通透性增加、炎症细胞聚集和活化等，从而加剧炎症反应。

而 ω-3 脂肪酸（DHA 和 EPA）可以减少这些信使的产生。同时，炎症发生的时候，身体里的一些细胞会特别活跃，DHA 和 EPA 会降低这些细胞的活跃程度。它们还可以改变细胞膜的脂肪酸组成，影响细胞信号传导和基因表达[1]。

此外，三文鱼的红色来源于其身体中的虾青素，这些虾青素是由于三文鱼食用含这种色素的浮游生物和小型虾蟹而积累的。虾青素是一种强效、天然抗氧化剂，其抗氧化能力甚至优于维生素 E[2]。

同时，三文鱼也含有维生素 A、维生素 D、维生素 B_{12} 等多种维生素，以及钾、钙、铁等矿物质。

三文鱼虽然营养价值很高，但食用时也有一些注意事项。

三文鱼作为生食刺身的食材时，对新鲜度要求极高。因为三文鱼可能携带寄生虫和细菌，只有经过严格的冷链处理、新鲜且品质合格的三文鱼才适合生食。如果要烹饪三文鱼，则要确保烹饪熟透，以杀死可能存在的有害微生物。

三文鱼有多种品种，如大西洋三文鱼、太平洋三文鱼等。不同品种的三文鱼在颜色、口感和脂肪含量等方面会有所差异。2018 年，中国水产流通与加工协会制定了一个《生食三文鱼》团体标准，其中把淡水鱼虹鳟也列为三文鱼。不过生食淡水鱼虹鳟引起寄生虫感染的风险高于大西洋三文鱼，因此建议烹饪熟透。

吃法：三文鱼刺身、烤三文鱼、三文鱼寿司、三文鱼沙拉、烤三文鱼扒、三文鱼波奇饭等。

8 蓝莓

蓝莓是一种浆果类水果。它富含多种营养成分，小小的果实中蕴含着巨大的能量。与其他水果和浆果相比，蓝莓的抗氧化品质较高，被公认为"抗氧化水果之王"[1]。科学家发现，蓝莓可作为日常食用补充剂，以预防和减轻与年龄相关的疾病,以及提高儿童的学习能力和记忆力。

蓝莓果实中富含生物活性酚类物质、有机酸和维生素,具有抗氧化、抗炎、抗癌、保护神经和改善视力等作用,因此受到人们的广泛好评[2]。特别是,蓝莓富含花青素。

花青素是一种天然的抗氧化剂,它是广泛存在于被子植物中的天然色素,安全无毒,具有很强的抗氧化能力,能够有效清除体内自由基,减缓细胞老化,降低患慢性疾病的风险。

自由基就如同人体健康的"破坏分子",它们会攻击细胞,引发氧化应激反应,导致细胞老化和损伤。而花青素的存在就像一道坚固的防线,可有力地抵御自由基的侵袭,减缓细胞老化的进程,从而极大地降低人体患慢性疾病的风险。

有研究发现,每天服用 50 克蓝莓,持续 8 周,与对照组相比,补充剂组的血压和胆固醇指标(LDL)显著降低,这表明蓝莓可能具有改善代谢综合征的功效[3]。

代谢综合征是一组复杂的健康问题,包括高血压、高胆固醇、肥胖等。蓝莓富含的花青素等营养成分,可对人体的心血管系统产生积极影响。降低血压有助于减轻心脏负担,预防心血管疾病的发生;降低胆固醇水平,尤其是低密度脂蛋白胆固醇(LDL-C),可以减少发生动脉粥样硬化的风险。

此外,蓝莓中的花青素对于儿童近视的发生和发展有抑制的作用[4]。

蓝莓中含有的矿物质也较为丰富,如钾、铁、锌等。钾有助于维持心脏正常功能和血压稳定;铁是合成血红蛋白的重要元素,对预防贫血有一定作用。

蓝莓还富含维生素 C、维生素 K、锰和膳食纤维,这些营养成分对维持身体健康非常有益。它还含有一定量的维生素 E、维生素 A、超氧化物歧化酶（SOD）、熊果苷等，这些营养成分对眼睛健康尤其有益，可以保护视力、预防近视和黄斑变性。

> **吃法**：新鲜蓝莓、蓝莓酸奶杯、蓝莓果酱、蓝莓果汁、蓝莓酸奶西米露、蓝莓沙拉等。

9 草莓

草莓是一种广受欢迎的水果，被誉为"水果皇后"。它外观小巧可爱，色泽鲜艳，通常为红色，呈心形或圆锥形。草莓富含多种营养成分，是一种美味且有益健康的水果。

草莓中含有丰富的维生素 C，每 100 克草莓中维生素 C 的含量可达 47 毫克，远远高于很多其他水果。维生素 C 具有抗氧化作用，能够增强人体免疫力，促进胶原蛋白的合成，对皮肤健康非常有益。草莓中含有维生素 E、维生素 K 等多种维生素，以及钾、镁、铁等矿物质。钾有助于维持心脏正常功能和血压稳定，镁对骨骼健康和神经系统正常运行起着重要作用。

除了传统营养素，草莓还是植物化学物质丰富的膳食来源，尤其在多酚和抗氧化剂方面。主要以酚类化合物为代表，这是一大类植物化学物质，在植物中具有防御和抗氧化等功能，在人类中其具有巨大的生物潜力。这些成分能够帮助人体清除自由基，减少氧化应激对细胞的损伤，降低患慢性疾病的风险[1]。

草莓中的酚类化合物主要是黄酮类化合物，这些黄酮类化合物主要是花青素。草莓诱人的鲜红色，就来源于其中丰富的花青素。花青素是一种水溶性类黄酮色素，具有强抗氧化作用，可清除体内自由基，减少氧化应激反应，还能改善血脂和血管内功能，预防心血管疾病及 2 型糖尿病[2]。

此外，草莓中的膳食纤维含量虽然不高，但这些膳食纤维有助于促进肠道蠕动，帮助维持肠道健康。

多项研究表明，冷冻与干热处理最能保留草莓的生物活性物质。

草莓虽然营养价值很高，但吃起来也需要额外注意。草莓的表面可能会残留农药等有害物质，食用前最好用清水冲洗干净。由于草莓比较娇嫩，容易受损变质，所以要尽快食用或者妥善保存。

吃法：草莓蛋糕、草莓冰激凌、草莓奶昔、草莓果酱、草莓大福等。

10 樱桃

樱桃是一种备受人们喜爱的水果，通常在夏季成熟，以其鲜艳的色泽、小巧可爱的外形和甜美的口感而闻名。樱桃果实圆润，色泽多为鲜红色或暗红色，也有部分品种呈现黄色等其他颜色。樱桃常见的品种有中国樱桃、欧洲甜樱桃（也就是我们所说的车厘子）。

研究表明，樱桃富含多种维生素、花青素及多种酚类化合物，具有调节睡眠、清除自由基、抗氧化、抗炎、镇痛、抗癌、保护心血管系统、降低血脂及改善糖尿病等作用[1]。

经常食用樱桃可以减少炎症和氧化应激反应的发生，从而降低血压、改善血脂状况和增强内皮功能。许多流行病学研究证实了食用富含多酚的食物与慢性疾病之间的相关性。

樱桃鲜艳的红色来源于花青素。花青素在酸性条件下呈现红色，在碱性条件下呈现蓝色，它存在于植物的花朵、果实和块茎中，花青素是很强大的抗氧化剂[2]。多项研究表明，食用樱桃对降低心血管疾病发生风险有积极作用。

首先，它有助于降低血压，这就像给血管"松绑"，让血液流动得更加顺畅，减轻心脏的负担。其次，它能够改善血脂状况，帮助我们的身体更好地处理血液中的脂肪，减少血管中的"油脂堵塞"，降低发生动脉硬化的风险。再次，樱桃还能减少炎症和氧化应激反应，这就像给我们的身体提供了一个"保护罩"，减少身体内部的"火气"（炎症）和"生锈"（氧化应激）情况，这些都是导致疾病的元凶。最后，樱桃还能改善内皮功能，血管内皮就像血管的"润滑剂"，樱桃能帮助这个保护层保持健康，让血管更有弹性，血液流动更加顺畅[2]。

樱桃可以直接食用，也可以制作成果汁、果酱、果冻、馅饼和甜点等多种食品。

樱桃色泽鲜艳、营养丰富，但不耐储存和运输。樱桃的皮薄、柔软多汁，因此在常温下储运极易出现枯梗、褐变、质变、腐烂和风味变淡等现象。因此，樱桃应趁新鲜尽快食用，避免营养流失和口味变差。

> 吃法：樱桃派、樱桃酸奶杯、樱桃沙拉等。

11 牛油果

牛油果也叫鳄梨，近年来越来越受欢迎，其独特的口感和丰富的营养使其在健康饮食领域占有一席之地。

牛油果比较突出的特点是它含有丰富的脂肪和膳食纤维，每个牛油果约含有 9 克膳食纤维、12 克碳水化合物。

牛油果中含有多种不饱和脂肪酸，以及少量植物甾醇、生育酚等活性物质，其中油酸含量最高，占总脂肪酸的 45%[1]。从总脂肪含量和脂肪酸的组成看，牛油果油与橄榄油相似[2]。

这里就要说说油酸了。油酸是一种健康的单不饱和脂肪酸，有助于降低胆固醇水平，减少心血管疾病发生的风险。最新研究发现，食用牛油果会降低高胆固醇血症患者的总胆固醇和低密度脂蛋白胆固醇水平，而且不会对体重和体重指数（BMI）产生负面影响[3]。

此外，牛油果是已知含植物甾醇最丰富的水果，比其他水果高出很多。植物甾醇对于降低胆固醇水平也有一定的作用。每天摄入一定的植物甾醇，有助于降低冠心病发生风险[4]。

同时，牛油果含有丰富的膳食纤维，每 100 克牛油果就有 5.6 克膳食纤维。膳食纤维可促进肠道蠕动，预防便秘，维持消化系统的正常运行[5]。

牛油果还含有维生素 K、维生素 E、维生素 C、叶酸等多种维生素以及钾、镁等矿物质。钾的摄入有助于维持心血管健康和肌肉功能，它通过调节体内液体滞留来调节血压；维生素 K 对于血液凝固和骨骼健康有重要作用；维生素 E 是一种重要的抗氧化剂，能保护细胞免受自由基的伤害；叶酸则是孕期女性必需的营养成分，对于胎儿的神经管发育等起着关键作用。

牛油果果肉中的类胡萝卜素，包括叶黄素、玉米黄质、α-胡萝卜素和 β-胡萝卜素，是有效的自由基清除剂。牛油果果肉黄黄的颜色就是来源于其中丰富的叶黄素和玉米黄质，它的叶黄素含量高于任何其他水果，约占其总类胡萝卜素含量的 70%。叶黄素和玉米黄质可以减缓年龄相关性黄斑变性、白内障和软骨退化的进展。

推荐大家日常食用一些牛油果。它本身口感比较没有攻击性，成熟的牛油果果肉柔软、细腻，呈黄绿色，味道清淡，带有一种淡淡的奶香。牛油果可以直接食用，也可以用于制作各种美食。比如牛油果沙拉，将牛油果切块与各种蔬菜、水果混合，加入沙拉酱拌匀，这样营养丰富且口感好；或将牛油果捣成泥状，替代黄油或奶油涂抹在面包上，再加入火腿、生菜等其他配料，美味又健康的三明治就制作好了。

> **吃法：** 牛油果三明治、牛油果奶昔、牛油果沙拉、牛油果刺身等。

12 枸杞

枸杞是一种在传统中医中广泛使用的草药，也是人们日常饮食中的常见食材。枸杞具有独特的甜味，对健康有多种益处。

枸杞含有丰富的营养成分，包括多种氨基酸、维生素 C、维生素 B_1、维生素 B_2、β-胡萝卜素，以及铁、锌、硒等。

枸杞中还含有多种活性成分，如枸杞多糖、黄酮类化合物、生物碱、枸杞色素、氨基酸等。大量研究表明，枸杞中最有利用价值的是枸杞多糖（LBP）[1]。

枸杞多糖是一种极为重要的生物活性成分，已有研究表明，枸杞多糖具有抗肿瘤、免疫调节、降血脂、保护视网膜和保肝等活性。其中，免疫调节更是研究重点[2]。

大量研究证实，枸杞多糖能够增强机体免疫功能。机体一般通过免疫器官、免疫细胞及免疫活性物质发挥免疫调节功能。机体免疫器官包括中枢免疫器官（胸腺、骨髓）和外周免疫器官（脾脏、淋巴结、咽扁桃体和肠集合淋巴结），它们是免疫细胞定居及免疫应答发生的部位，枸杞多糖对中枢和外周免疫器官均具有一定的调节作用。枸杞多糖通过调节免疫系统中的多种细胞因子和免疫细胞的活性，提高人体对外界病菌的抵御能力[2]。

枸杞多糖还具有抗氧化作用，能有效清除体内自由基，减缓细胞衰老的进程，降低慢性疾病的发生风险。研究人员通过分析不同浓度下枸杞多糖对线虫寿命的影响，发现枸杞多糖能够显著延长线虫的寿命[1]。

此外，枸杞多糖还有一定的抗肿瘤、降血糖、降血脂的活性，在抗疲劳方面也表现出色，可帮助缓解身体疲劳状态，提高身体的耐力和活力。

枸杞中还含有类胡萝卜素，如 β- 胡萝卜素等。β- 胡萝卜素在人体内可转化为维生素 A，除了具有上述提到的维生素 A 的作用，它本身也是一种有效的抗氧化剂，能够保护细胞免受自由基的伤害，对于预防心血管疾病、某些癌症等慢性疾病有一定的辅助作用。

吃法：枸杞茶、枸杞炖鸡、枸杞粥、直接嚼食等。

枸杞有多种食用方法，可以直接嚼食，也可以泡水喝或加入汤料、菜肴中。成熟的枸杞果实柔软多汁，味道甘甜，带有微微的草本香气。

13 绿茶

绿茶是中国的主要茶类之一，也是世界上饮用最为广泛的茶种之一，因具有独特的风味、丰富的营养成分以及诸多健康益处，而深受人们喜爱。它是一种未经发酵的茶叶，以清新的香气和口感而闻名。

绿茶的历史源远流长，据考证，早在数千年前，中国人就已经开始采茶和饮茶了，而绿茶作为最早出现的茶类之一，在中国的茶叶发展历程中占据着重要地位。

绿茶与抗衰之间存在密切的关系，主要体现在其丰富的抗氧化成分上。绿茶中含有大量的茶多酚和儿茶素，尤其是表没食子儿茶素没食子酸酯（EGCG），这些成分具有强大的抗氧化能力，能够中和自由基，减少氧化损伤，从而延缓细胞衰老[1]。另外，绿茶中的抗氧化成分还能抑制炎症相关因子产生，减轻慢性炎症，从而延缓衰老。

绿茶中的维生素C、维生素E等抗氧化物质共同作用，进一步增强其抗衰效果。

绿茶的抗衰作用不仅限于抗氧化，还包括对心血管健康的保护作用。绿茶中的多酚类化合物能够降低血液中的胆固醇和甘油二酯含量，增强微血管的韧性和弹性，从而降低高血压和心血管疾病发生的风险。

顶级医学期刊《美国医学会杂志》（*JAMA*）观察了4万多名40～79岁的日本人，结果发现，常喝绿茶的人心血管疾病死亡率、全因死亡率均低于不爱喝绿茶的人，而且与全因死亡率的负相关性在女性群体中表现更强[2]。

当摄入过多的高脂肪、高胆固醇食物，或者人体自身代谢出现异常时，血液中的脂质成分会升高，容易在血管壁上沉积形成斑块。这些斑块会逐渐使血管变窄、变硬，影响血液的正常流动，增加心血管疾病的发生风险。而绿茶中的多酚类化合物通过抑制肝脏合成胆固醇相关酶的活性，以及促进肠道内胆固醇的排泄等多种途径，降低血液中胆固醇和甘油三酯的水平，减少脂质在血管壁的沉积，使得血管保持相对通畅，降低心血管疾病发生的可能性，这对于维持心血管系统的健康、延缓因心血管问题导致的衰老至关重要。

此外，绿茶中的咖啡因含量适中，可以提神醒脑，而低热量的特点也使其成为健康饮品的选择。

虽然绿茶中有很多有益健康的活性成分，但不必过于神化，将其作为日常饮料饮用即可。

在饮用绿茶时，可以根据个人口味调整冲泡的水温和时间。一般建议使用 80℃～90℃ 水温的水冲泡，以避免高温破坏茶叶中的营养成分。

14 孜然

孜然是一种在世界各地广泛使用的香料，尤其在中东地区、印度和中国。孜然独特而浓郁的香味很难被其他香料替代。它的香味带有一种温暖、辛辣且略带木质的特质，既有质朴的泥土气息，又蕴含着微妙的甜香。

虽然孜然主要作为一种香料用于烹饪，但它也含有一些对人体有益的营养成分。

孜然具有很强的抗氧化特性，这得益于孜然中的黄酮类化合物（如芹菜素和槲皮素）和多酚类化合物。它们具有强大的抗氧化能力，能够有效清除体内产生的自由基[1][2]。

孜然含有挥发油（3%～4%），其中的主要活性成分孜然醛（45%～50%）也具有一定的抗菌和抗氧化作用。这些抗氧化成分可能对预防与氧化损伤相关的疾病具有作用。

在烹饪中，孜然的味道表现为强烈的辛香味，能够赋予菜肴一种独特的风味。当孜然与其他食材和香料搭配时，它可以提升菜肴的整体口感，使其更加诱人。孜然在烹饪过程中可以整粒使用，也可以被处理成碎粒或粉末使用，适用于烤肉、炒菜、汤和拌沙拉。

其实，很多香料富含活性成分，这些活性成分对于抗氧化、抗炎和免疫调节均有一定作用。日常可以适当地使用香料，不仅丰富菜肴口感，并且对健康也有一定的益处。

吃法： 孜然羊肉、孜然烤肉、孜然土豆、孜然烤鸡等。

15 生姜

生姜是一种使用很广的调味品和药材，尤其在亚洲和中东地区，在日常饮食和传统医学中都会使用到生姜，生姜使用的历史很悠久。生姜具有独特的风味和香气，是料理和饮品中的常见食材，同时它对健康也有多种益处，长期以来人们视其为重要的自然药材。

生姜的香气带有辛辣感和些许甜味，这种风味主要来源于其含有的挥发性化合物，如姜辣素、香姜酮和姜烯醇。这些成分赋予生姜特有的辛辣味道，经过烹饪可使食物具有浓烈的香气和丰富的口感。

生姜的健康益处很多，如抗炎、抗氧化、抗菌、抗癌以及调节消化等。研究表明，生姜中的姜辣素和香姜酮等成分能够有效减轻体内的氧化压力，并通过抑制某些炎症途径帮助降低慢性疾病发生的风险。它常被用于缓解胃肠不适、减轻恶心症状、抗击感冒等。

生姜是一种具有显著临床治疗效果的天然补充剂，尤其在缓解孕妇恶心、骨关节疼痛和控制血糖方面表现出色。它在缓解痛经、管理体重、改善血压等方面也有一定的作用 [1]。

生姜可能在某些慢性疾病患者中通过调节胃肠道微生物群发挥抗炎和抗氧化作用。

尽管生姜整体上是安全的，但某些人群，如胃食管反流患者和血小板异常者，应避免食用。生姜补充剂应在医师或营养师的监督下使用，它不能替代药物治疗。

- **抗炎和抗氧化作用**

生姜的抗炎和抗氧化作用得到了大量临床和实验室研究的支持。生姜中的姜辣素具有很强的抗炎作用，能够抑制与慢性疾病相关的炎症反应，如关节炎、哮喘和肠胃疾病等。多项研究发现，生姜提取物能够有效减轻关节炎患者的疼痛和肿胀情况，并改善关节功能。

此外，生姜中丰富的抗氧化成分，如姜黄素，能够帮助清除体内的自由基，减少氧化损伤，进而对衰老和各种慢性疾病（如心脏病、糖尿病和某些癌症）具有潜在的预防作用 [2]。

- **改善血糖水平**

生姜是地中海饮食中常见的香料之一，能够改善人体的血糖水平，特别对空腹血糖、糖化血红蛋白以及胰岛素这 3 个指标有显著改善效果。2 型糖尿病患者利用生姜可以更好地控制血糖。

- **抗菌和抗病毒作用**

生姜还具有强大的抗菌和抗病毒特性，能够对抗多种常见的细菌和病毒，所以可用来预防感染和缓解感冒症状。生姜精油中的成分对流感病毒、链球菌、金黄色葡萄球菌等致病微生物表现出抑制作用。这些特性使其成为传统感冒疗法的重要一员。

- **潜在的抗癌作用**

生姜中的姜辣素及其他活性成分具有抗癌潜力。部分研究表明，生姜提取物能够抑制癌细胞的生长，减少癌症的形成，甚至增强化疗药物的效果。尽管生姜的抗癌作用仍在进一步的研究中，但它作为一种潜在的辅助治疗手段，已经引起了科学界的广泛关注[3]。不过，日常食用生姜难以达到抗癌作用，因为人体所需的活性成分剂量远高于从日常饮食中能摄取的量，而且人体对这些成分的吸收和代谢有限。此外，烹饪和加工还会降低这些有效成分的含量，大家不用对它有过高期待。

生姜能缓解孕吐吗？

很多研究支持这个说法。生姜对减轻孕妇的恶心感觉是有帮助的，但如果呕吐得厉害，生姜的效果可能就一般了。不过总体来说，生姜是比较安全的，可以作为一个无害的选择。你可以一天吃3～4次生姜，不用特别在意是不是吃饭的时候吃[4]。比如，除了在做菜的时候加点生姜，或者喝喝姜茶，甚至吃点姜味饼干也可以。不过别吃太多，也别在临产时吃，免得有什么不舒服。如果吃了生姜后觉得不舒服，比如胃里烧烧的，或者肚子胀，就少吃点或者干脆别吃了。如果有过流产经历，或者有出血、血液凝固问题，最好就别吃生姜了。

痛经喝点红糖姜茶管用吗？

红糖没啥用，但生姜可以。一些研究表明，生姜提取物对痛经有一定缓解作用，但具体作用机制尚不明确，其可能通过抑制前列腺素的合成来发挥作用。前列腺素是导致子宫肌肉收缩和血管收缩的主要因素，而这些收缩会引发痛经[5]。此外，生姜中的姜黄素和其他活性成分具有抗炎和抗氧化作用，可以进一步缓解痛经症状。不过，如果真的太痛，还是吃点布洛芬吧。

生姜具有独特的风味,能够增加菜肴的层次感。在烹饪中,可以使用新鲜的干燥生姜或生姜粉。生姜常使用在炒菜、炖煮、烘焙以及饮品中,如姜汁炖鸭、姜葱炒海鲜、姜母鸭以及各种带有姜味的汤品等。生姜茶、姜汁拿铁、热姜啤等也深受人们喜爱。

吃法: 生姜红糖茶、姜葱蒸鱼、生姜蜜饯、姜汁炖鸡。

16 肉桂

肉桂是一种全球流行的香料,尤其在亚洲和中东地区菜肴中扮演着重要角色。它不仅可以让食物的味道更加美妙,还对健康有不少好处。

肉桂闻起来香香的,还有点甜味,又带点辣味,这种特别的香气来自它含有的一些挥发性油,如肉桂醛,这些成分让肉桂有了独特的香味。

肉桂具有很强的抗氧化、抗菌、抗炎、抗癌、降低胆固醇水平、调节免疫力及维持心血管健康的作用,这主要得益于肉桂中的黄酮和多酚类化合物,如肉桂醛、原花青素和丁香酚等[1]。

肉桂常被用于防腐、抗氧化和抗菌,肉桂油对于各种细菌如芽孢杆菌、大肠杆菌、李斯特菌、粪肠球菌、鼠伤寒沙门氏菌等具有抗菌活性,这种强大的抗菌活性是由于肉桂油中肉桂醛和丁香酚的存在。

肉桂的抗炎作用已在各种细胞和动物模型以及疾病,如结肠炎、关节炎和糖尿病等[2]中得到证实。

体外试验显示,肉桂提取物也能够促进细胞对葡萄糖的摄取,这有点像胰岛素的作用。临床研究显示,肉桂补充剂可以降低2型糖尿病患者的空腹血糖水平，还能降低血液中甘油三酯和总胆固醇水平，但对所谓的"坏胆固醇"和"好胆固醇"水平影响不大[3]。

近期，美国巴克衰老研究所的一项研究显示，肉桂中含有的天然活性物质香豆素，可能具有延寿40%的惊人效果，这项研究的文章发表在知名期刊《自然衰老》(*Nature Aging*)上[4]。研究人员给一种叫作秀丽隐杆线虫的小虫喂了香豆素，结果发现，吃了香豆素的线虫，其线粒体变得更健康，自噬过程增强，自噬功能改善，存活率提高了3倍，寿命平均延长了35%~40%。也就是说，香豆素让这些线虫更健康，活得更久。香豆素在肉桂中含量很高，但是，这并不意味着我们吃肉桂就能长寿，即使它对人体有益，但人体需要的量也可能是我们难以满足的。

尽管肉桂具有明显的抗氧化能力，然而大量使用也可能带来健康风险，因此需要进行风险评估。一项研究表明，高剂量（2克/千克·天）摄入肉桂提取物持续13周，可能导致大鼠出现肾毒性和肝毒性。这可能与肉桂中的香豆素成分有关[5]。肉桂中的高浓度香草醛和肉桂醛可能与肝脏损伤、癌症、口腔溃疡、低血糖、呼吸问题有关，还可能与其他的药物相互作用。因此，若长期大量使用肉桂需谨慎监测[6]。不过在日常的饮食中增加一些，安全性是完全不用担心的。

在烹饪方面，肉桂堪称万能香料。无论烘焙食物，如肉桂卷、苹果派等经典甜点，还是饮品，如热红酒、肉桂茶等，肉桂都能巧妙地融入其中，增添独特的韵味。在炖煮菜肴、制作咖喱时，肉桂也能发挥去腥增香的卓越功效，使菜肴的味道更加丰富醇厚。

在烹饪时，肉桂可以整枝使用，也可处理成碎粒或粉末使用，如果你没试过肉桂风味的食品，推荐你品尝品尝。

吃法： 肉桂卷、肉桂苹果派、肉桂拿铁、肉桂苹果烤燕麦、肉桂南瓜牛奶等。

17 核桃

核桃是一种广为人知且备受人们喜爱的坚果,它不仅具有独特的风味,还含有丰富的营养成分,在世界各国的健康食品中,它都占有一席之地。

在传统观念中,因为核桃的外形与大脑相似,因此人们认为它能够补脑。虽然这种观念缺乏科学依据,但核桃中的一些营养成分确实对大脑健康有益。核桃富含 ω-3 脂肪酸、褪黑激素、生育酚和抗氧化剂等营养成分,这些成分对大脑健康尤为重要。

核桃中含有大量的不饱和脂肪酸、蛋白质、维生素和矿物质,对维持细胞健康和延缓衰老也具有重要作用。比如,核桃中的多酚类化合物,对清除自由基、减少细胞氧化应激有帮助。研究表明,核桃仁提取物能显著提高超氧化物歧化酶(SOD)和过氧化氢酶(CAT)的活性,这些都是重要的抗氧化酶。食用核桃可能对神经退行性变性疾病(如阿尔茨海默病)有积极作用[1]。

核桃之所以对健康有多种益处,是因为它富含多种不饱和脂肪酸。核桃中 ω3 与 ω6 的比值是所有坚果中最高的,这使得它特别有益于健康。核桃中的 ω-3 脂肪酸,特别是 α-亚麻酸,对大脑健康尤为重要,有助于改善认知能力和预防神经退行性变性疾病[2]。多项研究发现,长期食用核桃的不同年龄人群,认知得分更高[3]。

另外,多吃核桃也可以降低总胆固醇和低密度脂蛋白胆固醇("坏胆固醇",LDL-C)水平,提升高密度脂蛋白胆固醇("好胆固醇",HDL-C)水平,并能降低血压,减少炎症和斑块形成。因此,食用核桃有益于心血管健康。美国食品药品监督管理局于 2004 年发布了以下关于核桃的健康声明："有支持性但非结论性的研究表明，作为一种低饱和脂肪酸和低胆固醇食品，每天吃 1.5 盎司核桃（1 盎司大约是 28 克），不会导致热量增加，却可能会降低患冠心病的风险。"[3]

ω-3 脂肪酸和多酚类化合物也具有一定的抗炎作用，可能有助于降低慢性炎症相关疾病发生的风险[2]。当然，作为坚果的一种，核桃中丰富的膳食纤维也对肠道健康很有帮助。

核桃的食用方法很多，可以直接剥壳吃原味核桃仁，也可以将核桃仁加入菜肴中吃，如核桃炒虾仁、核桃西芹、核桃沙拉。或者制作烘焙食品，如核桃面包、核桃蛋糕等。还可以把核桃磨碎，熬成粥喝，味道浓郁，营养丰富。

> **吃法**：核桃粥、花生核桃露、核桃沙拉、核桃炒虾仁、核桃玉米沙拉等。

18 鹰嘴豆

鹰嘴豆这几年风靡健身圈，很多健身博主、教练都在推荐，在一些健康餐里也常能看到它的身影。鹰嘴豆因为豆身上有尖尖的凸起像鹰嘴而得名。在有些地区，它又被叫作桃豆、鸡豌豆。鹰嘴豆在印度及中东、地中海地区的传统饮食中占有重要地位，在欧洲也是常见食材，是全世界第二大消费豆类。

鹰嘴豆口感香甜软糯，营养价值也非常高。如果你还没吃过，推荐你一定要尝尝。

鹰嘴豆的营养在一众豆类中很优秀，高蛋白、高膳食纤维、低脂肪，是素食者的重要蛋白来源之一。

每 100 克干鹰嘴豆中的蛋白质高达 21.2 克，比鸡蛋还高出不少，即便是煮熟的鹰嘴豆，其蛋白质含量也能达到 8.86 克/100 克。而且，相比其他豆类，鹰嘴豆的矿物质、维生素含量都非常高，这些成分对于骨骼、免疫系统和代谢功能十分重要[1]。

鹰嘴豆中的膳食纤维含量，也是豆类中最高的。每 100 克干鹰嘴豆的膳食纤维含量是 11.6 克，约是红豆、绿豆的 2 倍。这对于想要通过补充膳食纤维来减肥、促进肠道蠕动的朋友来说，是不错的选择。在减脂期间如果感觉嘴巴馋了，可以试试鹰嘴豆。

鹰嘴豆的脂肪含量也高于许多其他豆类，但主要是不饱和脂肪酸，如亚油酸和油酸，这些健康的脂肪酸有助于降低血液中"坏胆固醇"的水平，同时提升"好胆固醇"的水平，因此吃鹰嘴豆能降低心血管疾病的发生风险[2][3]。

鹰嘴豆是低 GI（血糖指数）食物，GI 只有 33，相比其他主食，它能使血糖更稳定，其丰富的膳食纤维，能使人有很强的饱腹感，适合糖尿病人群作为主食。

此外，鹰嘴豆中的异黄酮等活性成分具有抗氧化、抗炎和抗菌作用，这可能对预防心血管疾病、骨质疏松、某些癌症，以及维护神经系统健康有积极影响。发芽的鹰嘴豆中异黄酮的含量更高，生物活性更强，因此健康价值也更高[3]。

鹰嘴豆吃法很多，在美国，人们主要食用鹰嘴豆泥。其实无论将鹰嘴豆放入汤品、沙拉、主食中，还是制作成饮品、甜品，都能在带来丰富口感的同时，补充额外的营养。下面分享几种鹰嘴豆的吃法。

- **煮熟食用：** 将鹰嘴豆浸泡过夜后煮熟，可以直接作为零食食用，或加入沙拉、汤、炖菜中，增加口感和营养。

- **制作鹰嘴豆泥**：将煮熟的鹰嘴豆与芝麻酱、大蒜、柠檬汁和橄榄油混合搅拌成泥，可以作为一种健康又美味的蘸酱，搭配面包、蔬菜条或烤肉食用。
- **烘焙小吃**：将煮熟的鹰嘴豆烘烤至酥脆，并加入盐、辣椒粉、孜然粉等调味，作为一种高蛋白、低脂肪的小零食。
- **制成鹰嘴豆粉**：鹰嘴豆粉可作为无麸质面粉的替代品，用于制作薄饼、馅饼、烘焙食品或作为浓汤增稠剂。
- **制作能量碗或主菜**：可将煮熟的鹰嘴豆与糙米、藜麦、蔬菜和有益健康的酱汁放在一起，制作营养满分的能量碗。
- **鹰嘴豆汤**：煮一锅热腾腾的鹰嘴豆汤，加上蔬菜、番茄和香草，既营养又美味。

> **吃法**：鹰嘴豆泥、鹰嘴豆饭、鹰嘴豆沙拉、鹰嘴豆烧肉、鹰嘴豆浆、鹰嘴豆脆、鹰嘴豆粉等。

19 巴旦木

巴旦木与杏仁虽外形相似，但它们属于不同植物种类。

巴旦木，属于蔷薇科桃亚属植物。目前巴旦木的种植生产主要集中在美国加利福尼亚州，规模占全球的 80% 以上。我国的巴旦木种植主要集中在新疆的喀什、和田地区。而杏仁则来源于杏的种子，包括甜杏仁和苦杏仁，苦杏仁一般入药用，甜杏仁是杏仁露的主要原料。

20 世纪 90 年代初，巴旦木以"美国大杏仁"之名进入中国市场。为规范市场，2012 年中国食品工业协会将其中文名称定为"巴旦木"，明确了其植物来源与市场定义。

所以，巴旦木 = 美国大杏仁 = 扁桃仁 ≠ 杏仁。

巴旦木是一种营养丰富的坚果，富含优质蛋白质、不饱和脂肪酸、膳食纤维、维生素 E、B 族维生素以及矿物质（如镁、钾、锌和铁等）。它在零食领域非常常见，如巴旦木巧克力、巴旦木牛轧糖、巴旦木奶酪块、巴旦木奶等。

与其他坚果相比，一份巴旦木中的膳食纤维、蛋白质、单不饱和脂肪酸和多不饱和脂肪酸、镁、钙、铁、叶酸、核黄素、烟酸、维生素 E、植物固醇、黄酮类化合物和酚酸的含量位居前列，而热量、可用碳水化合物和饱和脂肪酸的含量较低。巴旦木支持与降低慢性疾病风险相关的各种健康生物标志物[1]。

巴旦木富含多酚和 α-生育酚，可减少氧化应激反应，有助于心血管疾病的一级和二级预防，提高认知能力，降低阿尔茨海默病发病风险。

很多研究发现，每天食用巴旦木 45 克及以上，持续 6 周及以上的人，平均体重、平均 BMI 和腰围较低。尤其对于超重、肥胖人群来说，巴旦木有助于减少腹部脂肪[1]。

同时，巴旦木也有益代谢健康，因而可降低心血管疾病和总癌症发生风险，并降低一般人群的全因死亡率，以及心血管疾病、脑卒中、呼吸系统疾病、糖尿病和感染导致的死亡率。

荟萃分析发现，每天摄入 45 克及以上的巴旦木，持续 4 周及以上，能有效降低总胆固醇和低密度脂蛋白胆固醇水平，但对于高密度脂蛋白胆固醇和甘油三酯水平没有影响[1]。

随餐食用混合了巴旦木的食物，也可以降低餐后的血糖水平。这可能是由于巴旦木中富含膳食纤维和脂肪，所以可降低血糖浓度，减缓胃排空时间。另外，把巴旦木作为零食单独食用时，还能降低血清葡萄糖的浓度，这可能与提高了血清葡萄糖的清除率有关[2]。就像我们打扫房间，清除垃圾的速度会影响房屋的清洁一样，血清葡萄糖的清除率高，就意味着血液中的糖被清除得快，也就是说，身体能够更快地把血液中的糖用掉或者储存起来，不让它在血液里停留太久。

在日常饮食中增加巴旦木的摄入，无论是随餐还是作为零食食用，都会降低下一餐的饥饿程度和对高脂肪食物的渴望，同时，可显著增加不饱和脂肪酸、蛋白质、膳食纤维、镁和 α - 生育酚的摄入量，减少反式脂肪酸、动物蛋白、胆固醇、钠和糖的摄入量，使我们的饮食更健康，更易于控制体重[1]。

其实，巴旦木很适合当零食吃，或者加入酸奶、沙拉或者烘焙食品中，也可以与水混合，打成巴旦木奶，作为植物奶摄入。

> 吃法：巴旦木沙拉、巴旦木奶、原味巴旦木、巴旦木燕麦粥等。

20 亚麻籽

亚麻籽是亚麻成熟的种子，也称为胡麻籽，是一种具有高营养价值的健康食品，广泛用于饮食、保健和工业领域。亚麻籽富含健康脂肪、膳食纤维以及植物化学物质，因此被称为"超级食物"。

亚麻籽的营养非常突出，主要含有丰富的 α - 亚麻酸。作为必需脂肪酸，α - 亚麻酸不能由人体合成，必须通过食物来摄入，它进入人体后可以转化为 ω-3 系多不饱和脂肪酸。亚麻籽是 α - 亚麻酸的最佳来源。亚麻籽中 42% 左右是脂肪，其中 50% 以上的脂肪都是 α - 亚麻酸[1]。

本身 ω-3 系多不饱和脂肪酸的天然食物来源就比较少，但它们对于人体健康非常重要，特别在心血管健康、神经功能和抗炎方面。除了富脂海鱼，亚麻籽就是很好的 ω-3 系多不饱和脂肪酸来源。

经常食用亚麻籽可以降低总胆固醇、低密度脂蛋白胆固醇和甘油三酯水平，并提高超重人群和血脂异常患者的高密度脂蛋白胆固醇水平，从而改善血脂状况。这对于预防许多疾病，尤其是心血管疾病至关重要。

同时，亚麻籽富含膳食纤维（40%），其中可溶性膳食纤维占25%，不溶性膳食纤维占75%，这能够促进肠道健康，改善消化系统功能，并有效预防和缓解便秘。同时，这些膳食纤维在降血糖、吸收胆固醇和甘油三酯方面也起着重要作用，而这些都是预防心血管疾病和糖尿病的关键方法 [2]。

此外，亚麻籽中含有多种矿物质和维生素，如镁、锌、钾、铁等，这些矿物质可帮助调节新陈代谢，维护心血管和骨骼健康。维生素 E 和 B 族维生素则具有强大的抗氧化作用和能量代谢支持功能，有助于保护细胞、延缓衰老并增强整体健康。

亚麻籽中还有一种特殊的物质，叫木酚素。这是一类具有很强的抗氧化和植物雌激素活性的植物化合物，其健康益处备受关注。木酚素在亚麻籽中的含量是所有植物性食物中最高的，是谷物的 75～800 倍。木酚素通过与雌激素受体结合，调节体内雌激素的活动，起到平衡激素水平的作用。从这方面来说，它对女性的更年期症状缓解、月经周期调节以及男性的前列腺健康是有益处的 [3]。有研究发现，每天口服 40 克亚麻籽，在改善更年期症状和降低血糖及血清胰岛素浓度方面，能达到与口服孕激素一样的效果 [4] [5]。

国外研究发现，食用亚麻籽后排便频率增加，排便困难程度减轻，粪便变软。2018 年，复旦大学附属华东医院营养科和消化科的研究发现，每天食用 50 克亚麻籽粉相比乳果糖治疗，能够显著改善便秘，有效率高达 87%，每周排便次数从 2 次增加到 6 次，排便质量也有明显改善，粪便从坚硬颗粒状转为易排出的软便[6]。

亚麻籽中丰富的膳食纤维和不饱和脂肪酸，对于缓解便秘有着积极的作用。如果用于治疗轻度或中度便秘，通常建议每天摄入含膳食纤维9～15克的亚麻籽。国外一项研究显示，年轻便秘患者每天补充亚麻籽15克后，可以使粪便体积增加，排便次数明显增多。

人类食用亚麻籽有3种常见形式，包括完整的亚麻籽、磨碎的亚麻籽和亚麻籽油。推荐食用磨碎的亚麻籽（最好是自己现炒现磨的）。与磨碎的亚麻籽和整粒亚麻籽相比，亚麻籽油中α-亚麻酸含量最高。然而，亚麻籽油的保质期短且在不利的储存条件下缺乏稳定性，不适合加热烹饪，只能凉拌食用[2]。

整粒亚麻籽中的α-亚麻酸可承受高达350℃的温度，这样的高温不会对其氧化稳定性产生负面影响。但由于整粒亚麻籽的种皮坚硬且不透水，因此食用整粒亚麻籽获取的α-亚麻酸的量也是较少的，还是建议研磨后食用以充分吸收营养。

非常推荐大家把亚麻籽纳入日常饮食中，尤其是30岁以上的女性。每天食用15～20克亚麻籽，是比较合适的。但生的亚麻籽含有一定量的氰苷，建议加热炒熟后吃，这样可以破坏亚麻籽中的氰苷，减少其潜在危害。

> **吃法**：亚麻籽酸奶、亚麻籽面包、亚麻籽豆浆、亚麻籽沙拉等。

21 奇亚籽

近年来，奇亚籽作为一种"超级食物"，风靡减肥、健身圈，也经常在健康轻食餐里见到它的身影。奇亚籽是植物芡欧鼠尾草的种子，外形椭圆，颜色有黑白两种，长得有点像芝麻，表面光滑，呈现交织的纹理。它是一种源自墨西哥和中美洲的古老粮食作物，"奇亚籽"三个字是对墨西哥纳瓦特语 chian 的音译，意思是"多油"。

别看奇亚籽身材小，其营养价值可是非常高。它富含膳食纤维、蛋白质、B 族维生素、矿物质（钙、镁、硒）、不饱和脂肪酸以及多种抗氧化成分。

奇亚籽被认为是 ω 脂肪酸的宝库，其含有 25%～40% 的脂肪，而其中多不饱和脂肪酸的含量高达 83%。其由各种出色的脂肪酸组成，包括 ω-3 脂肪酸的 α-亚麻酸（64%）和 ω-6 脂肪酸的亚油酸（20%）[1]。对于素食者来说，奇亚籽是获取 ω-3 脂肪酸的一个好选择。奇亚籽中丰富的 ω-3 脂肪酸和抗氧化剂，可以作为功能性成分，帮助降低心血管疾病发生的风险[2]。

每 100 克奇亚籽中含有 30～34 克膳食纤维，其中 85%～93% 为不溶性膳食纤维，7%～15% 为可溶性膳食纤维，是亚麻籽膳食纤维含量的 1.3 倍（每 100 克亚麻籽的膳食纤维含量为 23.1 克）[3]。中国营养学会推荐，我国成人每天应摄入 25～30 克膳食纤维，但目前大众平均每天膳食纤维摄入量仅为 10.4 克，不到推荐量的一半。奇亚籽就是补充膳食纤维不错的食物。浸泡过的种子中含有膳食纤维，以凝胶的形式存在，有助于粪便运动。可溶性膳食纤维可增加粪便的体积，从而调节血糖水平、体重和胆固醇水平，有益于结肠健康[2]。

奇亚籽的蛋白质含量也很高，为 15%～23%，高于小麦、燕麦、大麦、玉米、大米、藜麦等谷物，是很好的植物蛋白来源。由于奇亚籽不含麸质，因此也适合乳糜泻患者食用[4]。另外，奇亚籽含有丰富的矿物质，如钙、铁、镁、锌、钾和磷等，它的钙含量尤其突出。此外，它含有的 B 族维生素能帮助提升能量代谢、维护神经系统健康。

奇亚籽中还含有较丰富的具有抗氧化特性的黄酮类和多酚类化合物，如咖啡酸、迷迭香酸、槲皮素、绿原酸、杨梅素、丹参素、儿茶素、橙皮苷、芦丁等。这是奇亚籽具有抗氧化活性的关键，它们可以帮助清除自由基、防止氧化损伤，氧化损伤会导致氧化应激，最终导致各种慢性疾病，如糖尿病、炎症和癌症等[5]。

含量丰富的膳食纤维、α-亚麻酸以及抗氧化营养素，让奇亚籽具有非常多的健康益处。荟萃分析发现，奇亚籽对于成人血脂水平的改善不明显，对 BMI 和体重也无显著影响，但奇亚籽可显著降低成人的收缩压、舒张压和腰围[6]。

可以将奇亚籽添加到各种食品中，如面条、饼干、麦片、蛋糕和零食中。由于奇亚籽具有亲水性，因此可作为鸡蛋和脂肪的替代品，有助于降低食物热量和脂肪含量。此外，在烘焙食品中添加奇亚籽有助于增加人体所必需的 ω-3 脂肪酸，提高烘焙食品的营养价值[4]。

尽管奇亚籽非常有益健康，但也不宜过量食用。根据 2000 年美国饮食指南，奇亚籽可作为食品替代品，但建议每天用量不超过 48 克。一般建议每天食用 15～25 克（约 1～2 汤匙），以免因摄入过量膳食纤维导致消化不良。如果你想获得一些健康效果，应该至少持续摄入 4～8 周。

奇亚籽的吃法比较多，可以将它加入果汁、奶昔、酸奶、温水或茶饮中，等待几分钟，奇亚籽会吸收液体膨胀，形成凝胶状；也可以直接将奇亚籽撒在沙拉、燕麦粥上，或用于制作面包、蛋糕、饼干等，以增加其营养价值。

> **吃法：**奇亚籽酸奶、奇亚籽燕麦粥、奇亚籽面包、奇亚籽果汁、奇亚籽布丁等。

22 南瓜子

南瓜浑身是宝,南瓜子,是从南瓜果实中提取的种子,也是一种营养价值很高的坚果。

南瓜子被誉为营养的"小宝藏",它含有丰富的优质蛋白质,提供人体必需的多种氨基酸,这些都是维持正常生理功能和构建身体组织的重要物质。

- **不饱和脂肪酸与蛋白质**

每 100 克南瓜子含有 49 毫克脂肪,虽然脂肪含量不低,但主要都是对健康友好的不饱和脂肪酸,大多是单不饱和脂肪酸的油酸和多不饱和脂肪酸的亚油酸,这些成分有助于降低胆固醇水平,保护心血管健康。相比其他种子来说,南瓜子的蛋白质含量也很高,是植物蛋白的较好来源[1]。

- **矿物质**

南瓜子中也含有丰富的矿物质,包括镁、锌、铁和钾等。每 100 克南瓜子含有 592 毫克镁,是葵花籽的 4.5 倍。镁有助于调节心脏节律,维持骨骼强度和密度。每 100 克南瓜子含锌 7.82 毫克,也比葵花籽要高出不少(5.3 毫克 /100 克)。锌在新陈代谢、免疫调节和生殖健康中起关键作用。南瓜子中也含有丰富的钾(809 毫克 /100 克),是葵花籽的 1.6 倍(491 毫克 /100 克)。钾有助于维持心脏健康,调节血压,支持肌肉和神经功能[2]。

- **维生素**

南瓜子富含维生素,如维生素 E、B 族维生素等。维生素 E 是一种强大的抗氧化剂,能够保护细胞免受自由基的损伤,延缓衰老。B 族维生素参与身体的能量代谢,对神经系统的正常功能和皮肤健康有积极的影响。同时南瓜子也是膳食纤维的丰富来源,其有助于促进肠道蠕动,缓解便秘。

- **酚类物质**

南瓜的抗氧化性主要来源于种子,南瓜子中总酚类化合物的含量很高,其具有强大的抗氧化能力[3]。南瓜子中含有丰富的酚类物质,包括黄酮类化合物、酚酸和木脂素。酚类物质具有抗氧化、抗诱变、抗炎等特性[4]。

- **植物雌激素**

南瓜子中含有少量的植物雌激素,即一种叫作木酚素的物质。它跟我们熟悉的大豆异黄酮类似,在人体内可以起到双向调节的作用,若雌激素不足它可以补充,若雌激素过多则它可以减少[5]。对于患有多囊卵巢综合征的女性,除了避免不健康的饮食,增加一些南瓜子的摄入,也会有帮助[6]。

南瓜子的食用方法很多,既可以直接食用,享受其原汁原味的香脆口感,也可以加工后制作成各种美味食品。正常情况下,每天摄入 15~20 克南瓜子,是非常健康的吃法。

将南瓜子炒熟或烤熟后,去除外壳即可食用。这种吃法简单方便,能够最大限度地保留南瓜子的营养成分。经过烤制的南瓜子,香脆可口,是一种非常受欢迎的休闲零食。

还可以将南瓜子磨成粉末,加入各种饮品中,如牛奶、酸奶、豆浆等。这样不仅可以增加饮品的营养价值,还能为饮品增添独特的风味。此外,南瓜子粉还可以用于制作面包、蛋糕等烘焙食品,使这些食品的营养更加丰富。

> 吃法：南瓜子酸奶、南瓜子面包、南瓜子沙拉、烤南瓜子等。

在制作沙拉时，加入适量的南瓜子可以提升沙拉的口感和营养价值。南瓜子的香脆与蔬菜的清爽相结合，可创造出丰富的口感层次。南瓜子还可以用于制作酱料，如南瓜子酱，将这种酱涂抹在面包上，或者搭配蔬菜、肉类食用，也是不错的选择。

23 特级初榨橄榄油

特级初榨橄榄油是地中海饮食的核心食材之一，因其抗氧化和抗炎特性而被誉为"液体黄金"。

市面上有很多种橄榄油，它们到底有什么差别？

橄榄油是油橄榄果实的汁液[1]。

- **初榨橄榄油**：这类橄榄油是通过物理压榨获得的，未经化学处理且温度控制在较低水平，保留了一定的营养物质，但品质和口感略低于特级初榨橄榄油，因此被称为"初榨橄榄油"。
- **特级初榨橄榄油**：如果初榨橄榄油达到欧盟委员会和国际橄榄理事会（IOC）贸易标准规定的最高标准，则可以归类为"特级初榨橄榄油"。特级初榨橄榄油是直接通过低温冷压榨取的，可以最大限度地保留橄榄果中的营养成分、风味物质和天然抗氧化剂。这是品质最高、最天然的橄榄油。
- **精炼橄榄油**：精炼橄榄油是经过化学或物理处理的橄榄油，目的是去除原油中的不良气味、杂质或酸度，最终获得一种更加稳定、温和的油。

三者的主要对比如下：

三种橄榄油的对比

类别	生产工艺	酸度	营养成分	口感/香味
初榨橄榄油	冷压榨，无化学加工	≤2%	含一定量的抗氧化物质，营养价值高于精炼橄榄油	柔和，略带苦辣感
特级初榨橄榄油	冷压榨，无化学加工	≤0.8%	富含多酚、抗氧化物质、维生素E，营养价值最高	果香浓郁，略带苦辣感
精炼橄榄油	化学/物理精炼处理	<0.3%	大部分营养物质被破坏，几乎无抗氧化物质	无味无香

如果你留意了特级初榨橄榄油和精炼橄榄油的颜色，就会发现两者差异很大。特级初榨橄榄油是通过冷压榨工艺从新鲜橄榄果中直接提取的，未经过任何化学处理或高温处理。因此，它保留了橄榄果中的天然色素成分，如叶绿素（赋予绿色调）和类胡萝卜素（赋予金黄色调）。精炼橄榄油经过高温、脱色和除味等化学处理，这些过程会破坏天然色素，使精炼橄榄油的颜色更淡，一般呈现浅黄色或近乎透明。

传统上，我们认为特级初榨橄榄油的健康益处，都归因于其高单不饱和脂肪酸含量。特级初榨橄榄油中约70%~80%为单不饱和脂肪酸，主要是ω-9单不饱和脂肪酸的油酸。单不饱和脂肪酸有助于降低血液中低密度脂蛋白胆固醇水平，同时提高高密度脂蛋白胆固醇水平，这有助于维持心血管健康，降低心脏病和脑卒中发生的风险。食用特级初榨橄榄油可降低心血管疾病高风险人群患心血管疾病和死亡的风险，因为它能够改善血脂状况和降低血压，从而降低发生重大心血管事件的风险[2][3]。

但越来越多的研究发现，这不仅仅是特级初榨橄榄油中单不饱和脂肪酸的作用。最近多方证据表明，特级初榨橄榄油中的次要成分，如酚类化合物和其他具有抗氧化特性的化合物，也发挥了重要作用。其中，酚类成分与特级初榨橄榄油的健康效果具有相关性，特别是羟基酪醇和橄榄苦苷[4]。

羟基酪醇和橄榄苦苷对人体健康具有多方面益处。它们能够保护低密度脂蛋白胆固醇免受氧化损伤，帮助维持高密度脂蛋白胆固醇的正常水平，以及维持血压平衡，从而降低心血管疾病发生的风险。此外，这些化合物还具有强大的抗炎特性，可以减轻慢性炎症，进一步促进心脏和全身健康。这对于轻度认知障碍患者可能有一定的保护作用[5]。

特级初榨橄榄油中的酚类成分对免疫系统也有积极作用。它们能够维持上呼吸道健康，增强身体抵御外界因素入侵的能力，同时通过抗氧化和抗炎机制保护胃肠道功能，促进消化系统良好运作。长期适量摄入特级初榨橄榄油还能优化血脂状况，减少发生代谢性疾病的风险[4]。

根据欧洲食品安全局的建议，每天摄入约20克特级初榨橄榄油，即可满足健康需求。可以通过凉拌、点滴菜肴或轻度烹饪等方式食用特级初榨橄榄油，让其成为你健康生活的重要组成部分[6]。

空腹喝特级初榨橄榄油能减肥吗

空腹喝特级初榨橄榄油不能直接减肥。不过空腹喝一勺油，确实可以提供一定的饱腹感，延缓后续进餐的血糖反应，但这只是其中脂肪的作用。

总的来说，健康的特级初榨橄榄油的食用方式，还应该是在控制总油脂摄入量的前提下，将其融入均衡健康的饮食中。

特级初榨橄榄油能加热烹饪吗

其实是可以的。特级初榨橄榄油是否可以加热使用，取决于以下几个因素。

- **烟点**

烟点是油脂开始分解并产生烟雾的温度。特级初榨橄榄油的烟点通常为176℃～210℃，这使得它适合于大多数烹饪方式，如炒、炝、煎，这些烹饪方式的温度通常在120℃～170℃[7]。

- **热稳定性**

指特级初榨橄榄油在持续受热下的抗氧化分解能力。特级初榨橄榄油含有高比例的单不饱和脂肪酸，主要是油酸，这种脂肪酸的热稳定性比多不饱和脂肪酸高，因此特级初榨橄榄油在加热过程中表现出较好的热稳定性。

- **抗氧化物含量**

在以较低温度（120℃）长时间（60分钟）加热后，特级初榨橄榄油中的多酚类化合物含量会减少40%；在以高温（170℃）长时间（30分钟）加热后会减少75%。但在较低温度烹饪时，特级初榨橄榄油中多酚类化合物的含量仍然满足欧盟有关橄榄油健康声明中的要求。而且，当特级初榨橄榄油与蔬菜混合时，可以保留大部分酚类化合物，并通过形成能够提高特级初榨橄榄油热稳定性的抗氧化剂混合物来提取蔬菜中的酚类化合物[8]。

在典型的地中海饮食中，会将蔬菜与特级初榨橄榄油一起烹饪。经过煮沸，油中的健康成分（如抗氧化物）不但没有减少，反而变得更丰富了。这是因为蔬菜中的有益物质会溶解到油里，两者结合会让特级初榨橄榄油的营养价值更高，抗氧化能力更强。这样烹饪，不仅保护了特级初榨橄榄油的营养，还让菜肴更有益健康[9]。

总的来说，特级初榨橄榄油是一款非常有益健康的食用油，使用的场景也没有大家想的那么局限。如果你习惯于它自带的强烈风味，那特级初榨橄榄油不失为一种合适的烹饪油选择。

地中海饮食的健康益处，不仅仅得益于特级初榨橄榄油，更得益于积极的生活方式和定期的体育锻炼、高膳食纤维摄入量、食用富含 ω-3 脂肪酸的天然食物，以及遵守有关微量和常量营养素组成的营养建议等综合因素[10]。

> **吃法：** 特级初榨橄榄油浸番茄、特级初榨橄榄油蘸面包、特级初榨橄榄油醋汁、特级初榨橄榄油蒜香意面、特级初榨橄榄油烤蔬菜等。

24 苹果醋

苹果醋是一种历史悠久的饮品，最早可追溯至公元前 5000 年左右的古代文明。最初，人们偶然发现苹果汁自然发酵后会产生独特的酸味，这种带有酸味的液体就是苹果醋的雏形。随着时间的推移，人们逐渐掌握了人工酿造苹果醋的方法，于是它也从简单的发酵饮品演变成了备受青睐的"养生佳品"。

苹果醋的营养成分非常丰富，这也是它在健康领域备受关注的原因之一。它富含多种有机酸，最主要的是醋酸、苹果酸和柠檬酸，这些有机酸不仅赋予苹果醋独特的酸味和清爽口感，还在人体的新陈代谢过程中起着重要的调节作用。此外，苹果醋中还含有果胶、钾、钠、磷、钙、铁、抗坏血酸、硫胺素、核黄素、吡哆醇、生物素、叶酸、烟酸、泛酸和多种多酚类化合物。苹果醋作为一种功能性食品，在一些国家被用于家庭疗法。

在苹果醋众多"保健"作用里，证据最充分的就是苹果醋可以减小餐后血糖波动，这可以改善血糖相关的指标。

血糖水平的长期波动、胰岛素抗性是导致衰老加速的因素,尤其是这还与和衰老相关的代谢性疾病(如糖尿病和心血管疾病)密切相关。除了有助于减小餐后血糖波动,苹果醋对于血清总胆固醇、空腹血糖和糖化血红蛋白浓度也有积极的作用[1]。

在 2 型糖尿病患者中,每天服用不超过 15 毫升苹果醋,持续超过 8 周,患者血清中的甘油三酯和总胆固醇水平会显著降低。在健康的服用者中,也发现其对改善空腹血糖水平有一定的帮助。

苹果醋可能的机制是,通过延迟胃排空,提高细胞葡萄糖利用率,促进脂肪分解,抑制肝葡萄糖生成和脂肪形成,以及促进胰岛素分泌来改善血糖状态[2]。

空腹血糖、糖化血红蛋白、总胆固醇水平降低,都有助于降低心血管疾病的发病风险[3]。

苹果醋能减肥吗

可能有一点效果,但证据不充分。

有研究发现,食用苹果醋 12 周后,超重或肥胖青少年、成人的体重、BMI 降低,腰围显著减小,血糖、甘油三酯和胆固醇水平得到改善[4]。

但总体来说,相关的一些研究样本量都比较小,而且持续时间有限,研究质量都不高。不过,苹果醋对减肥有帮助可能得益于其中的醋酸盐——它通过调节食欲和饱腹感来减少能量的摄入。另外,醋酸盐可以减小血糖波动,不利于脂肪的囤积[4][5]。

但这都是在严格控制饮食的条件下得出的一些结论。日常生活中,食用苹果醋开胃,反而可能因此吃多了……

但苹果醋作为一种普通食品,可以起到一定的稳定餐后血糖、改善空腹血糖水平、降低发生心血管疾病风险的作用。相对来说,它也比较安全,几乎没有副作用,就是会对牙釉质产生一定的腐蚀性,影响口腔健康。如果你想要试一试,尤其是有控糖需求的小伙伴,则可以选择总酸浓度为 5% 左右的苹果醋,每天饮用 15~20 毫升,至少持续 8 周。如果一餐中碳水化合物比较多,则加点苹果醋,确实对于血糖的稳定有帮助。普通的食醋也有这个效果。

25 黑巧克力

黑巧克力一直是健康食品界的一员,也是大家热捧的"超级食物"之一。

黑巧克力富含多种生物活性化合物,包括多酚类化合物(如黄酮醇和儿茶素)、矿物质(如镁、铜、锌、铁)以及不饱和脂肪酸。这些成分被认为对心血管健康、认知能力和抗炎反应有益。研究表明,高质量的黑巧克力具有抗氧化作用,有助于减少自由基损伤,并可能改善血管功能和降低血压。其中,黄烷醇是黑巧克力中非常重要的一类生物活性物质,其具有强大的抗氧化、抗炎作用。

- **心血管健康**

黑巧克力中的黄酮醇能改善血管弹性、降低血压。黄酮醇具有抗氧化作用,可以减少低密度脂蛋白的氧化反应,帮助提升高密度脂蛋白胆固醇水平,从而降低发生动脉粥样硬化的风险,维护心血管健康。

- **增强认知能力**

黄烷醇能够促进脑部血管扩张,增加血流量,从而增强记忆和学习能力。黄烷醇中丰富的可可，对老年人脑血流健康也有帮助，可能有助于改善认知能力，并降低患阿尔茨海默病的风险[1][2]。

● **抗氧化、抗炎作用**

黄烷醇能中和自由基，减轻细胞氧化损伤，降低患慢性疾病（如癌症、心脏病和糖尿病）的风险。通过调节炎症因子的释放，黄烷醇有助于减轻全身和局部炎症，从而增强免疫系统功能和预防慢性疾病。经常吃黑巧克力，有助于降低全因死亡、心血管死亡、痴呆死亡风险。

● **血糖调节**

黄烷醇可提升细胞对胰岛素的反应能力，帮助血糖更有效地被细胞利用。而且，它有助于降低餐后血糖峰值，从而减轻血糖快速升高和下降带来的疲惫感和饥饿感。

2024年12月，哈佛大学研究人员在国际顶尖期刊《英国医学杂志》（*British Medical Journal*）上发表文章称，增加黑巧克力的摄入与降低2型糖尿病风险有关，但增加牛奶巧克力的摄入与长期体重增加有关。与不吃黑巧克力的人相比，每周吃超过5份黑巧克力的人患糖尿病的风险降低21%。每周每多吃一份黑巧克力（一份为28克），患2型糖尿病的风险降低3%。需要注意的是，目前这也只是相关性的结论，还不能证明其中的因果关系[3]。

另外，压力大的时候吃一些黑巧克力有助于缓解压力，促进心理健康。这主要是由于黑巧克力中黄烷醇的作用。黑巧克力对于缓解身体和精神疲劳也有一定的作用，有益大脑健康[4][5]。

黑巧克力能减肥吗

从热量的角度看，黑巧克力与普通的牛奶巧克力没有太大差异，但黑巧克力确实更有益于健康。黑巧克力含有丰富的抗氧化成分，而且糖含量相比较而言更低，因此对血糖影响也更小。对于本来喜欢吃巧克力的人来说，可可含量在 70% 以上的黑巧克力是更好的选择。而且，黑巧克力还有可能减少后续其他食物的摄入，从而起到一定的抑制食欲作用 [6]。

为了避免摄入过多热量，建议每天食用黑巧克力的量控制在 20~30 克（一小块）。可可含量越高的黑巧克力，其中的抗氧化成分也越多，糖分越少，但是味道也更苦，可根据个人口味调整 [7]。

26 食用油

脂肪是人体不可或缺的三大产能营养素之一，也是人体不可或缺的重要组成部分，它在维持生命活动、保护器官、调节生理功能等方面都发挥着关键作用。从为身体提供能量储备，到参与激素的合成，脂肪的重要性不言而喻。

研究表明，脂肪组织在衰老过程中起着重要作用，它会影响全身的新陈代谢、免疫力以及寿命。与年龄相关的脂肪组织变化会对整个身体产生影响 [1]。

而脂肪的功能与其组成成分——脂肪酸密切相关。我们日常生活中的食用油，正是脂肪酸的重要来源。食用油种类繁多，它们因脂肪酸结构与比例的差异，对人体健康包括衰老进程的影响也不尽相同。

常见的食用油有很多：大豆油、茶籽油、橄榄油、花生油、玉米油、核桃油、米糠油、牛油果油，还有猪油、黄油、椰子油等。从热量的角度来说，它们其实都差不多，几乎所有的食用油中 99% 都是脂肪。所以食用油之间的差异并不在于它们的热量高低，而是脂肪酸的组成。脂肪酸又可分为三类：饱和脂肪酸、单不饱和脂肪酸和多不饱和脂肪酸。

常见食用油的脂肪酸含量

食用油	饱和脂肪酸	单不饱和脂肪酸	多不饱和脂肪酸	其他物质
椰子油	91.40%	6.90%	1.70%	0.00%
棕榈仁油	80.60%	16.50%	2.80%	0.10%
类可可脂	64.90%	32.30%	2.80%	0.00%
棕榈液油（24C）	45.90%	43.10%	10.90%	0.10%
花生油	19.30%	44.50%	34.50%	1.70%
米糠油	18.50%	42.00%	35.70%	3.80%
稻米油	18.40%	42.70%	37.00%	1.90%
大豆油	15.60%	23.80%	58.00%	2.60%
调和油	14.80%	28.20%	53.70%	3.30%
玉米油	14.60%	30.60%	52.40%	2.40%
芝麻油	14.60%	39.60%	43.90%	1.90%
橄榄油	14.10%	78.60%	7.10%	0.20%
葵花籽油	11.40%	31.60%	53.90%	3.10%
葡萄籽油	11.30%	13.10%	72.40%	3.20%
油茶籽油	9.20%	80.80%	9.20%	0.80%
红花籽油	8.60%	14.30%	77.00%	0.10%
亚麻籽油	8.50%	19.50%	70.80%	1.20%
核桃油	7.60%	19.60%	72.60%	0.20%
菜籽油	7.30%	64.00%	26.80%	1.90%

饱和脂肪酸

饱和脂肪酸是人体需要的，但身体自己可以合成很多，所以如果再从食物中摄入过多，则可能会提升血液中胆固醇水平，进而提升心血管疾病发生的风险。动物油的饱和脂肪酸含量相对比较高，植物油中椰子油和棕桐油的饱和脂肪酸含量是比较高的[3]。

虽然饱和脂肪酸含量高的油，人体摄入过多会增加患心血管疾病的风险，但从烹饪角度来说，饱和脂肪酸含量高的油，相对也是在高温情况下比较稳定的油。如果需要油炸一些东西，则棕榈油、猪油、黄油相对来说是比较适合的。

饱和脂肪酸含量比较低的食用油有：茶籽油、核桃油、亚麻籽油、红花籽油、油菜籽油。

单不饱和脂肪酸

很多研究证实，单不饱和脂肪酸含量高的食用油，有助于降低低密度脂蛋白胆固醇水平，同时提高高密度脂蛋白胆固醇水平，对心血管健康有益[4] [5]。单不饱和脂肪酸，在特级初榨橄榄油中含量比较多，具有很好的抗炎作用。

从烹饪稳定性的角度来说，这类油也没有那么容易氧化，适当低温加热使用是可以的。

在常见食用油中，单不饱和脂肪酸含量由高到低的排序为：茶籽油（80.8%）、橄榄油（78.6%）、油菜籽油（64%）、花生油（44.5%）、稻米油/米糠油（42%~42.7%）、芝麻油（39.6%）。

多不饱和脂肪酸

我们常说的"好油"，关键在于多不饱和脂肪酸，它包含两大重要家族——ω-3脂肪酸和ω-6脂肪酸。这两种脂肪酸就像我们身体里的油门和刹车。ω-6脂肪酸像油门，适当摄入能促进免疫反应，如对抗感染[6]；但过量摄入的ω-6脂肪酸在人体内可以转化为花生四烯酸，而花生四烯酸是许多促炎介质的前体，如前列腺素E2（PGE2）和白三烯B4

（LTB4）。这些介质在炎症反应中起着关键作用，可导致血管扩张，增加血管通透性，引起疼痛、发红和肿胀。在现代饮食中，ω-6 脂肪酸往往摄入过量，比如我们常吃的油炸食品、饼干零食等都含有很多 ω-6 脂肪酸，这会让身体长期处于"加速发炎"的状态[7]。

而 ω-3 脂肪酸则像刹车，具有显著的抗炎作用，能够减少促炎介质的产生，并促进炎症的消退。可惜，我们在日常饮食中摄入 ω-3 脂肪酸往往严重不足。想要健康，就要让这对"黄金搭档"达到平衡。

ω-3 脂肪酸家族有三位"健康卫士"：α-亚麻酸，主要存在于亚麻籽油、紫苏油、核桃油中；DHA（二十二碳六烯酸）和 EPA（二十碳五烯酸），能直接保护心血管和大脑，主要来自深海鱼油的 ω-3 脂肪酸。

ω-6 脂肪酸的主力军是亚油酸，玉米油、大豆油、葵花籽油中含量丰富。如前所述，适量的 ω-6 脂肪酸可以促进免疫反应，但问题在于现代人 ω-6 脂肪酸摄入量常常是 ω-3 脂肪酸的 20 倍（二者的理想比例应为 4∶1），过多摄入的 ω-6 脂肪酸容易诱发慢性炎症，增加关节炎、过敏甚至糖尿病发生的风险[8][9]。

三步打造你的"平衡用油方案"

● 优选高 ω-3 脂肪酸油种

凉拌沙拉时使用亚麻籽油（ω-3 脂肪酸与 ω-6 脂肪酸的比例为 4∶1），低温凉拌，最大保留营养。日常炒菜改用低芥酸菜籽油（ω-3 脂肪酸含量是大豆油的 3 倍）。ω-3 脂肪酸与 ω-6 脂肪酸的比例从高到低的油分别为：亚麻籽油、紫苏油、核桃油、油菜籽油、橄榄油、芝麻油、稻米油、米糠油、花生油。

● 警惕"隐形 ω-6 脂肪酸炸弹"

外卖和烘焙食品常用的大豆油、玉米油，一勺就含 7 克 ω-6 脂肪酸

（接近日需量的一半），因此日常少点外食，也能减少 ω-6 脂肪酸的摄入。

- **搭配深海鱼强化**

深海鱼类，如三文鱼和鲭鱼，是补充 DHA 和 EPA 的最佳选择。这两种 ω-3 脂肪酸在人体内具有很强的抗炎作用，能够减少促炎介质的产生，并促进炎症的消退。建议每周至少食用两次深海鱼，如三文鱼、鲭鱼、沙丁鱼和金枪鱼，尽量选择清蒸、煮、炖、烤的健康烹饪方式。

最后给大家一些食用油的选择建议。

- **特级初榨橄榄油：**富含单不饱和脂肪酸和多酚类化合物，具有保护心血管、减轻炎症、抗氧化的作用，适合凉拌和低温热炒。
- **茶籽油：**单不饱和脂肪酸含量高达 80%，富含维生素 E 和茶多酚，有助于降低胆固醇，保护心血管，适合多种烹饪方式。
- **低芥酸菜籽油：**单不饱和脂肪酸含量较高，饱和脂肪酸含量较低，有助于降低胆固醇，适合各种中式烹饪方式。
- **米糠油 / 稻米油：**富含谷维素、维生素 E 等营养成分，有助于降低胆固醇、抗氧化，适合煎、炒、炸等多种烹饪方式。
- **高油酸花生油 / 高油酸葵花籽油：**单不饱和脂肪酸油酸含量高，烟点高，适合各种烹饪方式。

当然，只看脂肪酸的构成是比较单一的维度，食用油中还有很多其他的成分，如多酚、植物甾醇、维生素 E 等，这些成分也影响人体健康。总之，饮食中的脂肪酸类型对整体健康和炎症调节非常重要，但均衡的饮食结构同样重要。

2.3
几种不同的饮食模式

1 热量限制饮食

吃得少，活得久？

你可能不敢相信，我们所摄入的热量与我们的健康和寿命密切相关。

在没有营养不良的前提下，减少热量摄入是已知最古老的延长寿命的干预措施。限制热量摄入不仅增加了多种动物模型的寿命，而且还减少了与年龄有关的疾病负担和功能衰退，这被称为"热量限制饮食"。

在人类历史上有过一些非自愿的热量限制时期，但只有极少数的热量限制没有伴随营养不良，这与实施食物限制的地方政府有关，有些地方政府可以明智地保证足量的营养摄入[1]。

在第一次世界大战期间，丹麦男性和女性被迫减少食物摄入两年，在减少食物摄入的同时，政府有计划地保证了足够的全麦谷物、蔬菜和牛奶。这项不受欢迎的政策，其结果是使丹麦人的死亡率降低了34%[2]。

在二战期间，挪威奥斯陆公民被强制减少20%的热量摄入约4年之久（1941—1945年）。虽然挪威人被限制了食物摄入量，但前提是保证不发生营养不良现象，他们可以摄入足够的新鲜蔬菜、土豆、鱼和全谷物。在这项强制实验中，挪威男性和女性的死亡率与战前水平相比下降了30%[3]。

冲绳岛也曾经因热量限制饮食而闻名世界，我们后面也会详细介绍。冲绳岛上每10万人中就有50人年龄在100岁以上，这大约是其他工业化国家百岁老人数量的4~5倍。同时，冲绳岛当地居民的平均寿命和最长寿命（平均寿命83.8岁，最长寿命104.9岁）均高于居住在日本本土的日本人（平均寿命82.3岁，最长寿命101.1岁），并且高于在美国本土生活的美国人（平均寿命78.9岁，最长寿命101.3岁）[4] [5] [6]。冲绳岛上的人摄入的热量比其他地区日本成人平均水平低17%，比美国成人平均水平低40%。

近年来许多抗衰的饮食方式都是遵从热量限制的原理。

热量限制是指在不引起营养不良的情况下减少食物的摄入量，通常的做法是限制固定量的食物，同时补充维生素或者微量元素。

1935年，康奈尔大学的克莱夫·麦凯（Clive McCay）和他的同事首次发现，通过限制热量摄入可以显著延长大鼠的寿命[7]。这一发现是衰老研究领域的重要里程碑，它揭示了通过控制饮食可以对生物体的寿命产生显著影响。这一发现首次证明了衰老过程是可塑的，也开启了此后几十年的遗传研究。

随后的数据表明，热量限制可减缓衰老并延长不同物种（包括酵母、苍蝇、蠕虫、鱼和啮齿动物）的最长寿命[8]。然而，开始热量限制的年龄、限制的程度以及动物的品系或遗传背景等多种因素，共同决定了寿命延长的长短。目前唯一已明确证明的是，热量限制可减缓原发性衰老，延长寿命最长的哺乳动物是大鼠和小鼠。

此外，动物实验发现，热量限制可以改善组织对胰岛素的敏感性，减轻氧化应激损害，特别是可以促进组织细胞线粒体的产生，以及增强其功能[9]。热量限制在一定程度上是通过预防或延缓慢性疾病，包括糖尿病、动脉粥样硬化、心肌病、自身免疫性疾病、肾脏病和呼吸系统疾病以及癌症的发生来延长寿命的。

热量限制饮食是否真的可以延长人类寿命？

目前还很难说。

对于人类，虽然有流行病学、观察性和随机对照临床试验支持热量限制饮食可延长寿命1～5年，但这具体取决于开始热量限制饮食的年龄。

流行病学数据表明，热量限制可以对影响人类寿命的疾病的发病机制产生有益影响，比如心血管疾病的风险降低、胰岛素敏感性增加、炎症标志物血浆浓度降低等[9]。

但到目前为止，没有高质量的研究证实，而且可能永远没法证实该饮食模式可以延长人类寿命。因为没有经过验证的生物标志物可以作为衰老的替代标志物，而且对人类进行随机饮食控制、长期生存研究也不切实际[9]。

2021年在顶级期刊《科学》(*Science*)上发表的一篇批判性综述指出，尽管有许多关于热量限制饮食延长寿命和健康寿命的报道，但也有许多已发表的研究案例表明热量限制饮食未能延长寿命[10]。

热量限制饮食有什么风险

一般的热量限制饮食通常是每天减少热量摄入 20%～50%——前提是，不会导致营养不良。同时，常规营养素的比例保持不变。

但普通人很难控制限制的量，容易限制过度，增加营养不良的风险，甚至导致肌肉和骨骼健康受损，从而给身体机能带来不利影响 [11]。同时，不可忽视的是，热量限制饮食潜在的副作用还包括耐热性差、性欲减退和性功能障碍、心理问题、慢性疲劳、睡眠不佳、肌肉无力、易受感染、伤口愈合慢和社会孤立等 [10]。

热量限制模拟物

即使热量限制饮食被证实可以延长人类预期寿命和最长寿命，但这种饮食方式很难被广泛采用，主要原因是需要严格控制食物摄入量。这对食物资源如此丰富的现代人来说，真的太难做到了！

于是，出现了另一种研究方向，即热量限制模拟物。

热量限制模拟物是一类能够模拟热量限制效果的化合物或药物，它们可以在不减少食物摄入量的情况下，激活与热量限制饮食相似的生物途径，从而达到延缓衰老和提高健康水平的效果。主要有下面这些机制 [11]。

- **SIRT1 激活剂：** SIRT1 类似于细胞的修复工，帮助修复细胞损伤和调节细胞代谢。热量限制模拟物可以激活这个修复工，让它努力工作，从而延缓衰老。一些植物来源的多酚分子，比如白藜芦醇、槲皮素、紫丁香等都是 SIRT1 激活剂。还有 NAD+ 的前体物质 NR 和 NMN 也可以提高细胞内 NAD+ 水平，从而激活 SIRT1。如果大家对 NR 和 NMN 感兴趣，可以翻看第二章，那里有详细介绍。

- **影响 AMPK 途径**：AMPK 可以被看作细胞的能量管家，当细胞能量不足时，它会启动一系列反应来产生更多能量。热量限制模拟物通过激活 AMPK，使细胞更有效地利用能量。胰岛素作用增强剂二甲双胍，以及糖酵解抑制剂 2-脱氧葡萄糖，都是通过激活 AMPK 起到热量限制模拟物的作用的。
- **调节 mTOR 途径**：mTOR 是细胞生长的"加速器"，它在细胞需要生长和分裂时被激活。热量限制模拟物通过抑制 mTOR，抑制细胞的过度生长，促进细胞的自我清理，即自噬。比如抗衰药物雷帕霉素就是一种 mTOR 抑制剂。
- **影响自噬**：自噬是细胞的"清洁工"，它负责清除细胞内损坏的部件。热量限制模拟物可以增强自噬作用，帮助细胞保持清洁，减少老化。
- **减少氧化应激**：氧化应激是细胞的"敌人"，它会导致细胞损伤。热量限制模拟物通过提高细胞的抗氧化能力，抵抗"敌人"的攻击，保护细胞免受损伤。

综上所述，进行热量限制并保证不缺乏营养素，可显著降低心血管疾病、癌症和糖尿病的发病率，并减轻与年龄相关的神经退行性变性病变、肌少症和听力丧失的症状。虽然目前还无法知道类似的热量限制饮食是否会影响人类的生物衰老，但来自人类研究的数据表明，热量限制饮食仍然是预防和治疗肥胖及其并发症的基本方法[1]。

对普通人来说，食不过量，保持均衡营养，适当有一些饥饿感，甚至 6~7 分饱都是有好处的。

2 地中海饮食

这应该是目前最热门的饮食模式之一，不管你有没有具体了解过地中海饮食，都一定听说过它。

地中海饮食已经连续 8 年被《美国新闻与世界报道》(*U.S. News & World Report*) 评为"最佳饮食模式"，而且，不仅仅在综合排名上位列第一，地中海饮食在 4 项单项评分中也位列第一 [1]。

地中海饮食与衰老的关系

地中海饮食是人们研究最为深入的饮食模式之一，已被证明可以降低患心脏病的风险、促进大脑和心理健康并减少炎症。由于地中海饮食不受限制，并且适合任何美食或生活方式，因此易于遵循、可以长期坚持 [2]。

大量医学文献表明，高度地坚持地中海饮食与降低总死亡风险有关，可降低心血管疾病发病率和相关死亡率，减少认知衰退、痴呆和抑郁症发生率，降低癌症死亡率和发病率，减轻体重和降低 BMI，降低 2 型糖尿病发病率等 [3]。

什么是地中海饮食

地中海饮食并不是一种标准的饮食方式，而是营养学家对地中海地区居民的饮食方式进行总结、归纳而提出的一种生活方式，因此你不需要完全对照一份饮食清单执行，你可以根据自己的生活习惯选择食材。

简单来说，地中海饮食的特点即新鲜天然的食材搭配简单的烹饪方式。

地中海饮食倡导以植物性食物为主，多吃水果、蔬菜、全麦、豆类、坚果、健康脂肪、鱼和禽肉；限制食物，减少或不吃太多甜食、加工食品和红肉；以特级初榨橄榄油作为主要脂肪来源，摄入适量的海鲜、禽肉及少量红肉；每周至少吃 2 次鱼类和禽肉；富含香料；如果喝葡萄酒，可以适量饮用，如果不喝，则不鼓励喝；鼓励与家人和朋友一起用餐；适量运动。

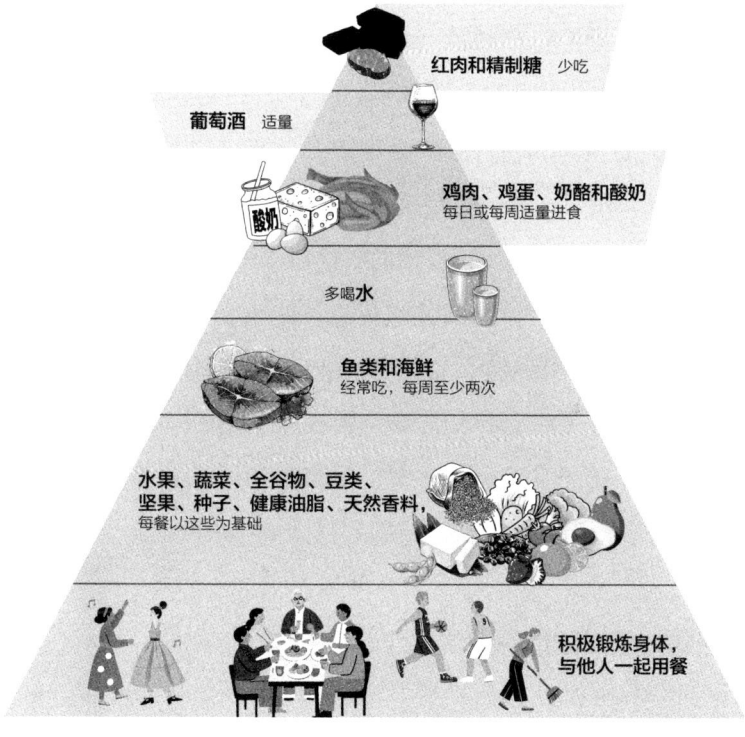

地中海饮食金字塔 [4]

我具体来说说。

- 多吃新鲜水果和蔬菜，倡导植物性饮食。多吃豆类、全谷物食品和蔬菜水果，用天然的香草和香料增加风味。可以尝试每周吃一次素食晚餐。

- 控制红肉量。如果你喜欢吃红肉（包括猪肉、牛肉、羊肉等），可以少吃一些，并选择瘦肉，同时减少加工肉制品。适量吃禽肉，多吃鱼虾。
- 享用一些乳制品。可以尝试无糖的希腊酸奶或纯酸奶，并少量尝试各种奶酪。
- 每周吃两次海鲜。金枪鱼、鲱鱼、鲑鱼和沙丁鱼等鱼类富含 ω-3 脂肪酸，贝类（包括贻贝、牡蛎和蛤蜊）对大脑和心脏健康也有类似的好处。
- 摄入优质脂肪。在日常膳食中加入健康的脂肪，尤其是特级初榨橄榄油。可以把原味的坚果和种子作为零食，每天吃一小把。
- 增加全谷物摄入量。全谷物的矿物质、B 族维生素和膳食纤维含量更丰富，能提供更持久的饱腹感，如燕麦、糙米、大麦、黑米或红米。也可以用全麦粉替代普通的小麦粉制作面点。
- 少吃甜点，多吃新鲜水果。从各种美味的新鲜水果中进行选择——无花果、橙子、石榴、葡萄和苹果等。不要每天吃冰激凌或饼干，可以把甜点留作特别的款待或在庆祝活动上的享用。

中国胃如何实践地中海饮食

对于我们东方人来说，完全可以在这个基础上"东方化"一些，以便让它融入我们的生活。

吃不惯特级初榨橄榄油的味道，可以选择同样单不饱和脂肪酸含量丰富的菜籽油、茶籽油，这些食用油也更适合中式饮食的低温快炒。

有人吃不惯西式的全麦面包，可以用玉米、山药、红薯、藜麦、糙米、芸豆等杂粮杂豆和全谷物替代。

如果不习惯生吃番茄、生橄榄、彩椒，可以用蒸、煮、炖、拌替代生食，如凉拌黄瓜、凉拌腐竹黑木耳、清蒸茄子、虾皮丝瓜等。各种清炒的时蔬，只要不是过油过咸，也都是健康的选择。

吃不惯奶酪，可以选择低糖低脂的酸奶或者牛奶替代。中国人普遍乳制品消费得少，但牛奶是钙和优质蛋白质的良好来源，应该至少保证每天2杯。成人可以选择低脂乳制品。

吃不惯生蚝、三文鱼，可以选择菜场超市更常见的海鱼海虾，如鲈鱼、鲳鱼、鳜鱼、基围虾、对虾、蟹等。

吃不惯生的罗勒、薄荷、百里香、大蒜，可以用中国特色的胡椒、大料、花椒、辣椒、陈皮、桂皮代替；将大蒜爆香之后炒菜也很美味；用蘑菇、春笋、鸡蛋等食材给菜肴增加天然的风味，尽量减少使用盐、酱油等调料。

虽然地中海饮食强调适量饮酒，但是如果你本身没有饮酒习惯，也不必强求。可以用茶替代红酒，茶叶中的茶多酚等物质同样具有抗氧化作用。

地中海饮食采购清单

类别	西式食材	中式食材
主食	藜麦、燕麦片、全麦粉	山药、红薯、玉米、糙米、薏仁等
蔬菜	菠菜、羽衣甘蓝、芝麻菜、洋蓟、茄子、西葫芦、红薯、球芽甘蓝、芹菜、洋葱、胡萝卜	所有天然蔬菜
水果	蓝莓、草莓、无花果、桃子、芒果、梨和苹果	所有天然水果
乳制品	希腊酸奶、奶酪	牛奶
肉类和海鲜	鸡胸肉、火鸡肉、三文鱼、金枪鱼	鲈鱼、鲳鱼、基围虾、对虾、蟹等
坚果及种子	杏仁、核桃、亚麻籽	核桃、南瓜子、黑芝麻、巴旦木
调味品	香草（新鲜或干燥）和香料，如罗勒、牛至、迷迭香、百里香，特级初榨橄榄油	胡椒、大料、花椒、辣椒、陈皮、桂皮

3 传统日本饮食

日本的传统饮食文化统称为"和食"。2013 年，和食被列入联合国教科文组织非物质文化遗产名录。相比地中海饮食，传统日本饮食也被认为是健康的饮食模式之一。传统日本饮食的相关研究发现，它可以减少心血管疾病、肥胖和代谢综合征相关疾病的发生。

传统日本饮食强调使用季节性食材，注重营养的全面性和食物的自然风味，通常包括大量蔬菜、豆类和鱼类，丰富的发酵食品，以及海藻[1]。

传统日本饮食的特点

传统日本饮食的特点包括：新鲜的食材、"一汤三菜"，以及鲜味的利用[2]。

● 新鲜的食材

传统日本饮食非常重视食材的新鲜度，尤其是海鲜、蔬菜和水果等。日本人习惯选择当季的、最新鲜的食材，这不仅能保证食物的口感和营养价值，还能使饮食更加多样化和健康。新鲜的食材还意味着较少选择加工食品，少添加盐分和人工添加剂。

●"一汤三菜"

传统日本饮食中的"一汤三菜"是一种传统的饮食结构，具体包括一碗汤、三道菜、一碗米饭，用高汤配米饭，味道鲜美。每餐都尽量搭配不同种类的食材，保证提供充足的营养。这种饮食结构强调营养均衡和健康饮食，通常搭配米饭作为主食。

‥**汤**：汤是"一汤三菜"的核心部分，通常使用味噌汤或清汤。

味噌汤以使用发酵大豆制成的汤底为基础，加入海藻、蔬菜等食材。这种汤不仅提供水分，其中的发酵大豆还有利于改善肠道环境，同时补充蛋白质和矿物质。

- **主菜**：主菜通常是富含蛋白质的食物，如鱼、肉或豆腐。鱼是常见的选择，鱼类是优质蛋白质的重要来源，同时富含不饱和脂肪酸，有助于心血管健康。
- **配菜**：配菜一般包括蔬菜、豆类和海藻等，它们富含纤维和维生素，如蘑菇、豆类和海带等。这些食材不仅能提供丰富的维生素和矿物质，还能增加膳食纤维的摄入，有助于消化和预防便秘。
- **烹饪方法**："一汤三菜"的烹饪方法多样，主要包括蒸、煮和炖，这既增加了菜肴的含水量，也能保留食材的原汁原味和营养成分，同时减少油脂，以保持饮食的清淡和健康。

主菜和配菜的分量相对较小，这也是避免暴饮暴食的方法。很多研究表明，大分量的食物会鼓励人们吃得更多。

● **鲜味的利用**

传统日本饮食特别注重鲜味的味觉感受，它被认为是第五种味觉。

日本厨师已经掌握了从干海带和干鲣鱼片中提取用于高汤中鲜味物质的技术，并且也使用酱油、味噌和醋等传统调味品。在传统日本饮食中，鲜味不仅可以增加菜肴的美味感，还能减少对过多盐分的依赖，从而控制钠的摄入。鲜味的运用也是日本饮食低盐低脂的一个重要原因。

传统日本饮食的食材

传统日本饮食的食材是多样且均衡的，通常富含优质蛋白质、膳食纤维，低脂但盐分摄入较高。传统日本饮食会包含这些食材：白米饭、味噌汤、豆制品、蔬菜、蘑菇、海藻、鱼和贝类、高钠食品和绿茶，具有低热量、高膳食纤维、高抗氧化成分的营养特点[3]。

- **大豆制品**

大豆制品是日本饮食的基础，包括豆腐、天贝、纳豆（发酵大豆）和味噌（发酵大豆酱）。大豆制品富含优质植物蛋白、膳食纤维以及重要的植物雌激素（如大豆异黄酮），这些成分与降低心脏病和癌症发生风险密切相关，同时有助于肠道健康和激素平衡。

- **海鲜**

鱼类及其他海产品（如鲭鱼、三文鱼、金枪鱼、贝类等）是传统日本饮食中常见的食材，它们富含 ω-3 脂肪酸，有助于心脏健康，可以减少炎症，维持大脑功能；同时提供高质量的蛋白质和必需的矿物质，如碘和硒等。

- **蔬菜（包括腌制蔬菜）**

传统日本饮食包括多种蔬菜，如菠菜、萝卜、红薯等。蔬菜通常小分量食用。腌制蔬菜是常见的配菜之一，其富含益生菌，有助于肠道健康和免疫功能。

- **水果**

水果在传统日本饮食中摄入量相对较少，常见的水果包括苹果、柿子、柑橘类水果和浆果等。水果富含维生素、矿物质和抗氧化剂，有助于皮肤健康、提升免疫力和对抗衰老。

- **绿茶**

绿茶，尤其是抹茶，是传统日本饮食的重要组成部分。绿茶富含茶多酚，尤其是 EGCG，它是一种强效的抗氧化剂，具有抗炎、抗癌和保护心血管的作用。定期饮用绿茶与改善代谢、减肥以及增强认知能力相关。

- **海藻**

海藻如紫菜、昆布和裙带菜常用于做汤、沙拉和米饭。海藻营养丰富，含有大量矿物质，如碘、钙和镁等，以及维生素A、C、K等。海藻的摄入有助于甲状腺健康并改善消化功能。

- **蘑菇**

如香菇、金针菇和舞茸等是传统日本饮食中的常见食材。蘑菇富含维生素（特别是B族维生素）、抗氧化剂和多糖，有助于增强免疫功能、减轻炎症，甚至有助于预防某些类型的癌症。

- **发酵食品**

食用发酵食品也是传统日本饮食的一大特点，发酵食品包括纳豆、酱油、味噌、泡菜和干鲣鱼等，还包括发酵乳制品，如酸奶和奶酪。其他发酵食品如面包、茶和泡菜，在日本也可以看到。

发酵食品不仅可以为菜肴增添风味，而且这些发酵食品富含益生菌，对肠道健康、消化和营养吸收有益。

需要注意的是，虽然传统日本饮食总体是比较健康的，但它的盐摄入量总体还是比较高的。传统日本饮食中钠最常见的来源是味噌汤和腌制蔬菜，以及酱油和加工的鱼或海鲜。尽管如此，高钠摄入并没有增加日本人总体心血管疾病的发病率。这可能是因为日本蔬菜中的钾含量丰富，从而促进了钠的排出[2]。

尽管传统日本饮食一直受到重视，但随着全球化和现代化的影响，传统日本饮食也在逐渐西化。现代日本饮食中增加了更多的加工食品和动物脂肪。日本人逐渐开始养成一些不健康的饮食习惯，比如不吃早餐、蔬菜摄入不足、脂肪摄入过量等。这可能对健康产生不利影响，比如日本中年男性的肥胖率和代谢综合征发病率有所上升，儿童的肥胖问题也开始引起担忧。

现代人如果想要遵循日本饮食，建议在传统的基础上增加全谷物（如糙米、小米、发芽米等替代白米）、豆类、坚果（种子）的摄入，增加水果、乳制品的摄入，同时减少红肉和加工肉、糖（糖果）、酒精和甜味饮料以及调味品的消费[3]。这是传统日本饮食模式迈向更可持续和更健康的重要一步。

4 冲绳饮食

冲绳人居住在冲绳岛和周围一些更小的岛屿上，那里的土著居民历来摄入的热量都比日本本土其他地区的人少20%左右。从历史上看，世界上最长的人类寿命和最高的百岁老人比例（每2000人中有1人）[1]都在冲绳。根据日本厚生劳动省的数据，2013年冲绳县女性出生时的预期寿命为87.02岁，而所有日本女性为86.35岁（47个都道府县的平均值）；冲绳县男性出生时的预期寿命为79.40岁，而所有日本男性的平均预期寿命为79.59岁[2]。

而且冲绳人的癌症、心血管疾病和糖尿病等与年龄相关的疾病发病率极低：在冲绳的百岁老人中，肥胖和2型糖尿病很少见；冲绳人的冠状动脉心脏病的死亡率比美国人低80%，癌症死亡率低40%；前列腺癌、结肠癌和乳腺癌发病率比日本其他地区低约50%。这在很大程度上归因于当地人饱和脂肪酸摄入量很少，饮食中有大量抗氧化和抗炎化合物，同时ω-6脂肪酸与ω-3脂肪酸的比例低。

营养因素似乎在冲绳人的长寿中扮演了重要角色。

冲绳饮食具体是什么样

冲绳位于"蓝色区域"。所谓"蓝色区域",是指寿命较长的人口地理区域,在地图上标注为蓝色[3]。冲绳传统饮食的许多特点与其他健康饮食相似,包括传统的地中海饮食、DASH饮食和Portfolio饮食(也叫组合饮食)。所有这些饮食模式都与降低心血管疾病和其他与年龄相关的疾病的发病风险有关。

传统的冲绳饮食以低热量(大约10%~20%的热量限制)和高碳水化合物(占总热量的85%)、低蛋白质(占总热量的9%)为特点[4] [5] [6]。

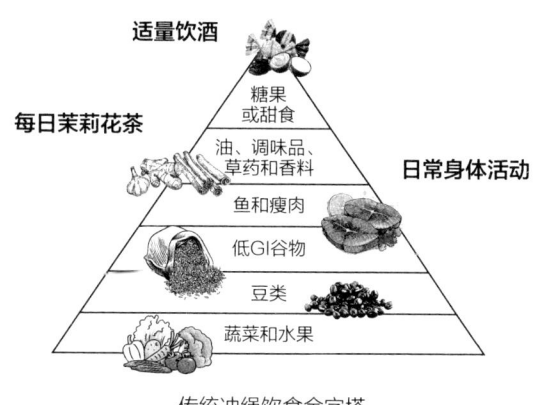

传统冲绳饮食金字塔

冲绳饮食的十大特点为:

- 低热量摄入。
- 大量食用蔬菜(尤其是根茎类蔬菜和黄绿色蔬菜)。
- 大量食用豆类(主要是大豆)。
- 适量食用鱼类产品(沿海地区食用较多)。
- 肉类和乳制品消费量低(主要是瘦猪肉)。
- 低脂肪摄入(单不饱和脂肪酸、多不饱和脂肪酸与饱和脂肪酸的比例高；ω-6 脂肪酸与 ω-3 脂肪酸的比例低）。
- 未精制的低 GI 碳水化合物。
- 高膳食纤维摄入。
- 经常饮茶，适量饮酒。
- 大量使用药用植物、草药、香料或油。

总的来说，冲绳饮食的特点有：热量密度较低，抗氧化营养素含量高，低血糖负荷。这种饮食热量低，但营养丰富，特别是维生素、矿物质和植物营养素含量丰富，很多食材都具有营养保健潜力[5]。

冲绳饮食与传统日本饮食的差异

我们之前也介绍过传统日本饮食的特点，那两者之间具体有哪些区别呢？

- **谷物摄入量的差异**

传统日本饮食中 75% 的热量来自谷物，主要是精制（抛光）白米[7]。相比之下，冲绳饮食中只有 33% 的热量来自谷物，而且不以白米饭为主，更多地以小米等低血糖负荷的谷物为主。

- **蔬菜与水果摄入量截然不同**

传统日本饮食和冲绳饮食的水果摄入量都不高，并且在水果种类上略有差异——冲绳人吃更多的热带水果。在这两种饮食中，来自水果的热量都不超过 1%[7]。

传统日本饮食中蔬菜占总热量的 8%，而冲绳饮食的蔬菜摄入量是它的 7 倍左右，占总热量的 58%[7]。

- **钠摄入量更低**

东亚饮食（尤其是传统日本饮食）的缺点是钠摄入量高，主要是因为日本人食用大量酱油、味噌、咸鱼和腌菜。冲绳人的钠摄入量要低得多[8]。

冲绳积极参与香料贸易，所以当地美食深受中国南方、南亚和东南亚地区的影响，使用很多天然香料，包括辣椒、姜黄等，这在一定程度上减少了对含钠调味品的使用。另外，由于大量食用富含抗高血压的矿物质（钾、镁和钙）的蔬菜，以及炎热潮湿的亚热带气候导致的钠流失，使冲绳饮食中钠摄入的高血压效应得到了缓解。

- **当地食材抗氧化性更强**

另外，平均而言，与日本本土典型食材相比，冲绳食材具有更强的自由基清除特性。冲绳地区的阳光特别强烈，许多当地种植的植材都含有大量的植物化学物质，如类胡萝卜素、黄酮类化合物等，有助于清除自由基[9]。

冲绳饮食中的几种重要食材

冲绳有一句俗语叫 nuchi gusui，字面意思是"食物就是药物"。因为，冲绳人通常食用的食物，也被用作民间药物[7]。

兼具食物和传统药物双重角色的热门食材包括红薯（食根、皮和叶）、苦瓜、姜黄、生姜、艾蒿、胡椒以及富含类胡萝卜素的海产品等。

- **红薯**

冲绳饮食的主食是随处可见的红薯，而不是大米或其他谷物。超过一半的每日热量摄入来自这些色彩鲜艳、味道甜美的牵牛花科块根。

红薯含有丰富的 β-胡萝卜素、维生素 C 和维生素 E，也是 B 族维生素（包括叶酸、硫胺素、核黄素和维生素 B_6）、镁、钾、膳食纤维的丰富来源，而且红薯的饱和脂肪酸、钠含量很低，是典型的低升糖食物（冲绳人最常食用的红薯品种，其血糖指数属低到中等）。

这些主食通常搭配少量鱼、面条或用香草、香料和食用油调味的瘦肉食用，如红薯味噌汤、猪肉炖红薯、红薯寿司等。此外，红薯的叶子也有很强的抗炎、抗氧化特性。红薯的叶子和嫩芽（在冲绳称为 kandaba）也会被作为蔬菜食用，或添加到味噌汤中。

- **海藻**

在冲绳，人们的日常饮食中总是包含多种海藻，并且量很大。特别是昆布，它在冲绳日常饮食中有特别的地位。昆布、海带等生长在海水中，热量密度极低，蛋白质含量丰富，并含有丰富的类胡萝卜素、叶酸、镁、铁、钙、碘等，含有膳食纤维、二十碳五烯酸（EPA）和二十二碳六烯酸（DHA）。

一些海产品（如海藻）包含特有的化合物，都是在陆地植物中不存在的生物活性植物化学物质，如叶黄素、藻黄素、藻多糖、虾青素和褐藻单宁等。这些化合物具有抗氧化、抗炎、抗癌和调节代谢的多重健康益处。

比如藻黄素，它在增强白色脂肪组织的脂肪酸氧化和产热方面起着关键作用，有助于体重管理和代谢健康[10]。

褐藻（如海带、裙带菜、海蕴和羊栖菜）中的褐藻糖胶，则因其抗癌特性和对胰岛素信号传导的积极影响而备受重视，有助于改善血糖和血脂水平，对代谢综合征有潜在的改善作用[11]。

此外，海藻中的虾青素也有强大的抗氧化性，其通过激活胰岛素信号通路，上调抗衰相关的基因，发挥延缓衰老的作用，展现出调节衰老过程的潜力[12]。

海藻是冲绳饮食中不可或缺的部分，常常出现在冲绳人的菜单中，如海带豆腐汤、海苔寿司等。

- **苦瓜**

苦瓜是一种形状像黄瓜但表皮粗糙的蔬菜，它可能是日本本土人与冲绳美食联系最紧密的蔬菜。苦瓜的烹饪方法很多，可以用来炒菜，或制作沙拉、天妇罗，甚至榨汁或制作苦瓜茶。

苦瓜热量低，富含膳食纤维和维生素C，在中国、印度、非洲、南美等地被用作草药。一些研究表明，苦瓜提取物具有促进代谢和降血糖的作用。目前也开发出很多苦瓜的功能性食品[7]。

- **冲绳豆腐**

冲绳饮食中豆类摄入量高，主要是大豆及大豆制品。冲绳老人食用的大豆制品（如豆腐、味噌）可能比其他地区任何人群都要多。冲绳的豆腐含水量低于日本本土的豆腐，但健康脂肪和蛋白质含量较高，营养密度也更高。

大豆富含膳食纤维、优质蛋白质、多不饱和脂肪酸、维生素和矿物质，而且饱和脂肪酸含量低。此外，还富含黄酮类化合物，具有抗氧化作用。

临床研究表明，摄入大豆蛋白可减少患心血管疾病的危险因素。因此，美国食品药品监督管理局批准在食品标签上声明大豆蛋白有预防冠心病的作用。此外，冲绳的大豆消费量高可能与冲绳老年人乳腺癌和前列腺癌发病率低有关。

- **姜黄**

姜黄也是冲绳饮食中非常受欢迎的香料之一，常用于做汤或咖喱，也会在茶饮[13]中使用。

姜黄原产于印度，属姜科。它可能是通过香料贸易传到冲绳的。姜黄素是从姜黄根中提取的一种酚类化合物，因其抗炎、抗氧化和抗癌特性而受到研究人员的关注。

中式冲绳饮食

很多人可能觉得日本的饮食习惯跟我们中国差别很大,但其实很多冲绳食材在中国也是常见的,只是烹饪方式可能有些不同。

比如,海带豆腐汤、红薯粉蒸肉、鸡蛋裙带菜汤、海苔拌豆腐、苦瓜炒蛋、苦瓜酿肉、豆腐海鲜煲、海带红烧肉、姜黄炖鸡等。我们可以用更熟悉的方式烹饪这些食材。下面也列出了一些替换食材,大家可以根据烹饪习惯来选择。

与冲绳食材对应的食材

冲绳食材	其他常见食材	食谱举例
红薯	玉米、燕麦、糙米、荞麦等粗杂粮	玉米粉蒸肉、燕麦红薯粥、玉米烙、燕麦牛奶羹、糙米蔬菜饭、荞麦面条
海藻(裙带菜)	紫菜、海带等	紫菜蛋花汤、海带红烧肉、紫菜包饭、海带排骨汤、裙带菜豆腐汤、海苔寿司
苦瓜	苦菊、蒲公英等苦味蔬菜	苦菊炒蛋、蒲公英拌豆腐、苦瓜炒肉片、苦菊沙拉、蒲公英炒肉丝、苦瓜炖排骨
豆腐	豆浆、豆干、腐竹、豆腐、千张等豆制品	家常豆腐、豆腐脑、香菇烧腐竹、萝卜炖腐竹、杏鲍菇炒素鸡、油豆腐百叶包
姜黄	肉桂、花椒、生姜、蒜等天然香辛料	香蕉燕麦肉桂苹果派、肉桂粥、肉桂拿铁、花椒焗鸡、姜炒子鸭、姜炖猪手、生姜爆炒肉丝、豆豉姜汁蒸排骨、蒜香西蓝花、蒜蓉虾、蒜香豆腐

5 弹性素食

《美国新闻与世界报道》(*U.S. News & World Report*)发布的2025年度最佳饮食榜单中弹性素食排名总榜第三,最佳植物性饮食排名第一[1]。

弹性素食，也可以翻译为灵活素食，它有两个关键点：灵活、素食。弹性素食是一种素食饮食，类似于蛋奶素食或鱼素食，但不像传统素食饮食那么严格。

"弹性素食"一词是由知名注册营养师道恩·杰克逊·布拉特纳（Dawn Jackson Blatner）在2009年出版的图书《弹性素食饮食》（*The Flexitarian Diet*）中提出的。

严格的素食很多人都无法坚持，也容易造成一些营养素摄入不足的情况，从而导致营养不良。而弹性素食是普通人也可以坚持的饮食模式，它其实更多的是一种生活方式，而不是一种固定的饮食模式[2]。

这里也想跟大家简单解释一下生活方式和饮食模式之间的区别。生活方式是一个更广泛的概念，涵盖了人们日常生活的各个方面，包括饮食、运动、睡眠、压力管理、社交等。它反映了一个人或群体的整体生活模式和习惯，对健康有着全面的影响。而饮食模式是指一个人长期遵循的特定饮食习惯和食物选择模式，主要关注食物的种类、摄入量以及搭配方式等，是生活方式的一个重要组成部分。比如我们说的地中海饮食、冲绳饮食、弹性素食、DASH饮食等，除了关注饮食方面，还关注社交习惯、体力活动等方面，所以其更像生活方式。而热量限制饮食、生酮饮食则更多地关注食物本身的热量、营养素和结构，为了达到某些特定目的。

弹性素食的定义是，以植物性食物为主，辅以适量的动物性食物（肉类、乳制品、鱼类），具有高度的灵活性和适应性，所以很容易遵循和坚持[2]。

弹性素食与健康的关系

植物性饮食，特别是弹性素食，已被证实与降低心血管疾病风险密切相关。这种饮食模式通过减少心脏代谢危险因素，如胰岛素抵抗、2型糖尿病、代谢综合征、炎症标志物、高血压和血脂异常，从而保护心脏免受肥胖、高血压、胰岛素抵抗和高胆固醇等心血管疾病风险因素的影响[3]。此外，弹性素食还有助于降低非传染性疾病（NCD）的死亡率，效果仅次于纯素食饮食，这进一步说明了弹性素食在降低某些癌症风险方面的潜在益处[4][5]。

2019 年的系统评价和荟萃分析表示，弹性素食可以持续改善胰岛素敏感性和血压，抑制长期体重增加并减轻全身炎症——所有这些都与 2 型糖尿病有关。但这里也需要注意，健康的植物性饮食，要尽量避免通过精制谷物、淀粉和糖获取能量，谷物的质量也与 2 型糖尿病相关[6]。

另外，弹性素食者蔬菜、水果、坚果和种子的摄入量较高，这些食物是抗氧化成分丰富的来源，其有助于抵抗体内炎症。相比纯素食，弹性素食包含更多种类的食物，有助于增加肠道微生物的种类。多样化的肠道微生物群对消化、代谢、免疫和心理健康至关重要，并有助于降低肥胖、2 型糖尿病、心血管疾病、某些癌症、炎症性疾病和自闭症等疾病发生的风险[1]。

此外，也有研究发现弹性素食者心理比纯素食者更健康。

如何成为一名弹性素食者

其实，弹性素食并不限制吃哪些特定的食物或者不吃什么食物，只需要遵循以植物性食物为主的原则，同时可以吃一些动物性食物。

- 可以经常吃：水果、蔬菜、全谷物、豆类和豆制品、坚果和种子、乳制品或非乳制品替代品、鸡蛋等。
- 可以适量吃：鸡肉、鸭肉等禽肉，鱼虾等水产品，猪、牛、羊等红肉等。

- 尽量避免吃：糖果、加工肉制品、超级加工植物性食品（如糖、腌制蔬菜、炸薯片、糕点等）、酒精、黄油、全脂乳制品、含糖饮料等。

综合各项研究文献[8]，下面给出吃肉频率的参考。

- 轻度弹性素食者：每周吃肉的频率大约是 5~6 次。
- 中度弹性素食者：每周吃肉的频率大约是 3~4 次。
- 重度弹性素食者：每周吃肉的频率大约是 1~2 次。

如果你想成为一名弹性素食者，则意味着你需要少吃现有饮食里的一些食物，注意，不是完全回避它们，这里有一些小技巧[7]。

- 注重非肉类蛋白质，如豆类、鸡蛋、豆腐、坚果等。
- 注重水果、蔬菜和全谷物、乳制品和调味品的摄入。
- 每个阶段可以逐渐减少肉类摄入，增加不吃肉的日子。
- 可以从每餐增加一些植物性食物开始。
- 也可以每天选择一餐用纯植物性食物替代动物性食物，比如午餐时用豆制品代替肉类。
- 多选择深色蔬菜、海藻等营养价值较高的植物性食物。
- 选择比较好的食用油，以弥补动物性食物减少导致的脂肪摄入不足。可以选择 ω-3 多不饱和脂肪酸、ω-9 单不饱和脂肪酸含量较高的食用油，如橄榄油、茶籽油、低芥酸菜籽油等。尽量少油少盐，选择蒸煮、清炒等低加工烹饪方式。
- 提前计划好一周饮食，以便选择更多植物性食物。

总之，对于 2 岁以上的人来说，均衡的素食可能是一种健康的饮食模式，也不太容易导致营养素缺乏。可以尝试让自己转向注重全谷物、水果、蔬菜、坚果和豆类的饮食模式，但不必成为严格的素食主义者[4]。如果你看到这里心动了，那赶紧行动起来吧！

6 间歇性禁食

间歇性禁食也叫轻断食，在过去几年里非常流行，这是一种在一定时间内交替"进食"和"禁食"的饮食方法[1]。

目前常见的间歇性禁食方法包括3种。

- **隔日禁食法**：就是一天吃、一天不吃的禁食方式。
- **5+2禁食法**：一周7天中5天正常吃饭，不连续的2天少吃或禁食，热量不超过500千卡（男性为600千卡）。
- **限时饮食法（主要是16+8限时饮食法）**：每天24小时中16小时不吃东西，8小时内可以自由进食。

相对而言，对普通人来说，16+8限时饮食法是比较容易开始并坚持的间歇性禁食方法。

间歇性禁食能减肥吗

是的。任何间歇性禁食方法通常在8~12周内都能带来轻到中度的体重减轻（约减轻3%~8%），并显著减少内脏脂肪。

这可能是因为禁食期间，身体的燃料来源从葡萄糖转变为脂肪和酮体，脂肪被更有效地燃烧。随着脂肪减少，大脑对瘦素（负责控制饱腹感的激素）变得更敏感，能更容易地感知"吃饱了"，从而减少过度饮食。同时，脂联素（一种有助于脂肪燃烧和提高胰岛素敏感性的激素）水平上升，这不仅能改善血糖代谢，还能降低身体的炎症水平，让整体代谢能力变得更强[2]。

2024年的一项随机临床试验发现，对比糖尿病药物二甲双胍或恩格列净，5+2禁食法能够可持续地改善早期2型糖尿病患者的HbA1c水平（糖化血红蛋白），并且坚持采用5+2禁食法，还能有效降低患者的空腹血浆葡萄糖水平[3]。这说明，对于早期2型糖尿病患者，5+2禁食法可能是一种有效的干预措施，或可替代抗糖尿病药物。

除了有减轻体重的效果，间歇性禁食可以延缓许多与年龄相关的疾病的发生，同时改善与体重减轻无关的代谢指标，从而带来健康益处。除了降低血糖水平，还可以改善胰岛素敏感性、消耗糖原储备、提高循环酮体水平以及降低全身炎症指标。对于免疫系统和肠道菌群，间歇性禁食也使其更接近年轻状态[4][5]。

为什么间歇性禁食对身体有益

想要了解这个问题，就要知道这个阶段身体发生了什么变化。

进食-禁食循环有4个阶段，即进食阶段、吸收阶段（禁食早期阶段）、禁食阶段和饥饿阶段（或长期禁食）。

白天，人体大部分组织主要靠葡萄糖提供能量。进食后身体会分泌胰岛素，通过葡萄糖供能，并把脂肪转成甘油三酯存在脂肪组织里。如果长时间不吃东西，身体的胰高血糖素就起主要作用，这样会动用脂肪储备，把甘油三酯分解成脂肪酸和甘油，用来供能。接着，肝脏会把脂肪酸转化成酮体，从而酮体在禁食时成为许多器官（特别是大脑）的主要能量来源。

从生理代谢角度看，当禁食时间达 8～12 小时时，细胞就会面临"缺粮"困境，便会启动节能模式，开启自我保护机制。这会促使心脏、肝脏、大脑、胃肠道等全身器官挖掘潜能，提升自身性能，以更好地应对饥饿压力。另外，在间歇性禁食阶段，身体细胞为应对环境变化带来的压力，会开启系统性修复模式；而当间歇性禁食结束进入恢复期时，正常进食搭配优质睡眠，又会让身体进入细胞生长、功能性组织重建的新阶段。如此循环往复，便实现了身体的修复与新生。

此外，间歇性禁食可以通过多种机制改善新陈代谢，减缓大脑衰老，并改善记忆力，增强大脑功能。

不过，对健康人来说，想要在短期内通过间歇性禁食来提升自己的智商还是不太现实的，就是说间歇性禁食在短期内不会带来任何益处[6]。也有学者认为，它通过启动细胞自噬、激活长寿蛋白，对延长寿命可能有一定的帮助，但目前在人群结论上还存在争议，尤其是对患有心血管疾病、癌症等人群来说，应该谨慎选择这种饮食模式[7][8]。

另外，最近有团队发现，16+8 限时饮食法可能会抑制毛囊再生，影响毛发生长速度[9]。

如何开始 16+8 限时饮食法

下面以最常见的 16+8 限时饮食法为例，讲讲如何开始这种饮食模式。

- **循序渐进，延长禁食时间**

如果你从来没试过长时间的禁食，建议从 12～14 小时的禁食开始。比如 18 点前结束晚餐，之后就不要吃任何东西了，然后第 2 天 8 点之后再开始进食，这样就有了 14 小时的禁食时长。再宽泛一点的话，也可以 20 点前完成晚餐。从 12～14 小时逐渐过渡到 14～16 小时的禁食时长，也就是 18 点之后到第二天 10 点之前不要进食。

不过如果你是正常上班族，推荐你先试试在 17~18 点之间吃完晚餐，20 点之后不要再吃东西，晚上 22 点之前入睡。早上起床后，尽量先感受一下空腹的感觉，1~2 小时后再开始吃早餐。

- **避免暴饮暴食，也不要刻意节食**

在进食期如果你完全不控制热量的摄入，暴饮暴食，很难达到预期的效果。当然，过度盲目节食也是不合理的，容易导致营养素和能量摄入不足，从而使禁食更难坚持，所以，在进食期间，建议正常吃饭。

- **注意营养搭配，食物多样化**

虽然在 8 小时的进食时间内不限制饮食，但仍然建议你遵循健康的饮食结构，也就是每餐都有主食、优质蛋白质、蔬菜。可以适当增加高蛋白食物的比例，这有助于减少饥饿感。主食尽量选择复合碳水化合物，如全谷物、杂豆等，减少精制碳水化合物和添加糖的摄入。

- **合理选择补充剂**

一些基础的复合维生素可以作为营养不足时的补充剂，但尽量选择片剂而非糖果形式的产品。推荐常规补充维生素 D，因为它的饮食来源很少。如果你有吃鱼油的习惯，可以继续吃。

间歇性禁食期间需要注意的事项

间歇性禁食期间需要注意以下事项 [2]：

- 多吃水果、蔬菜和全谷物，增加膳食纤维和微量元素的摄入。
- 如果你选择的是 5+2 禁食法，建议在禁食日摄入至少 50 克的瘦肉蛋白，这样可以帮助控制饥饿感，防止体重过度丢失。
- 虽然间歇性禁食模式允许饮酒，但在 5+2 的禁食日，不建议饮酒，因为酒精的热量很容易超标。
- 在禁食期间，允许喝含有咖啡因的饮料（如能量饮料、无糖无奶的咖啡或茶）、无糖气泡水（建议控制在每天 2 杯以内，因为这些饮料可能会增加你对糖的渴望）。

间歇性禁食安全吗

总体来说，间歇性禁食还是相对比较安全的，其常见的不良反应包括低血糖、头晕和虚弱。其中，低血糖似乎是间歇性禁食最严重的副作用[10]。

但有些人群需要特别注意。对于老年人来说，低血糖发作期间不良心血管事件的发生率更高。另外，70 岁以上的老年人需要谨慎尝试这种饮食模式，因为禁食对由年龄引起的肌少症的影响尚不确定。激素调节失衡、饮食失调人群，以及孕妇和哺乳期妇女、婴幼儿、12 岁以下儿童和免疫缺陷者（包括有实体器官移植史并随后接受免疫抑制治疗的人）等不要进行禁食[10]。

适合与不应该进行间歇性禁食的人群

适合间歇性禁食的人群	不应该进行间歇性禁食的人群
严重肥胖的青少年（BMI 超过 95 百分位） 体重正常、超重或肥胖的成人 有高血压和（或）血脂异常的成人 有胰岛素抵抗或糖尿病前期的患者 1 型糖尿病或 2 型糖尿病患者	婴幼儿及 12 岁以下的儿童 孕妇和哺乳期妇女 激素调节失衡、饮食失调的个体 BMI 低于 18.5 的个体 70 岁以上的个体

7 MIND饮食

MIND饮食也叫作健脑饮食，是一种旨在促进大脑健康和预防认知衰退的饮食模式。MIND饮食融合了地中海饮食和DASH饮食。研究显示，适度遵循MIND饮食的人群患阿尔茨海默病的风险降低了35%，而严格遵循者患阿尔茨海默病的风险降低了53%[1]。

MIND饮食是由美国拉什大学医学中心的营养与流行病学家玛莎·克莱尔·莫里斯（Martha Clare Morris）及其团队在2015年提出的。MIND饮食与其他健康饮食相比，最大的特点是它特别关注大脑健康，尤其是在预防阿尔茨海默病及其他神经退行性变性疾病方面。它不仅借鉴了地中海饮食和DASH饮食的健康基础，还特别考虑了在科学研究中被证实对大脑有益的食物与生活方式，并尽量排除那些已知可能对大脑健康造成负面影响的因素。

● 降低患痴呆症和阿尔茨海默病的风险

MIND饮食可能比地中海饮食和DASH饮食更能预防认知能力下降和阿尔茨海默病[2]。MIND饮食已被证明有助于防止认知能力下降。遵循MIND或地中海饮食的人群大脑中的β-淀粉样斑块较少，而β-淀粉样斑块是阿尔茨海默病的关键标志物——越来越多的证据支持MIND饮食具有神经保护特性[3]。

● 增进大脑健康

虽然该饮食的神经保护特性的具体机制尚不清楚，但专家认为，MIND饮食强调的营养丰富的全食物可以减少氧化应激反应和炎症——这两者都可能损害大脑。

- **增进心脏健康**

由于 MIND 饮食结合了两种有益心脏健康的饮食模式,即地中海饮食和 DASH 饮食,因此它能促进心脏健康就不足为奇了。2022 年,一项针对 2863 名参与者的为期 10 年的跟踪调查发现,坚持 MIND 饮食的人患心血管疾病和发生相关事件(如心脏病发作和脑卒中)的可能性较小[4]。

- **健康老龄化和长寿**

在 2020 年对 882 名老年人进行的一项长期研究中,和与上述饮食模式最不匹配的参与者相比,饮食模式与 MIND 饮食更接近的参与者死于各种原因的风险降低了 37%[5]。

MIND 饮食原则

MIND 饮食没有非常严格的饮食计划,但大致遵循以下这些原则。

- **多吃推荐食材**
  - **绿叶蔬菜**:绿叶蔬菜是 MIND 饮食中极为重要的一部分,像菠菜、羽衣甘蓝等,它们富含多种维生素(如维生素 A、维生素 C、维生素 K 等)、矿物质(如铁、钙、镁等)以及大量的膳食纤维和抗氧化物质。这些营养成分对维持身体正常生理功能、增强免疫力、预防心血管疾病和某些癌症都有着积极作用。建议每周至少食用 6 次,每次可搭配不同的食材和烹饪方式,比如可以清炒菠菜,再搭配蒜片增加风味;也可以将羽衣甘蓝制成沙拉,加入一些坚果和低脂酱料,既美味又健康。
  - **其他蔬菜**:除了绿叶蔬菜,其他各类蔬菜也是日常饮食不可或缺的。比如番茄富含维生素 C、番茄红素等营养成分,具有抗氧化、保护心血管等功效;胡萝卜含有丰富的胡萝卜素,对眼睛健康十分有益；花菜则含有多种抗癌物质。每天食用这些蔬菜，能够为身体提供丰富的营养。可以将番茄做成番茄鸡蛋汤，胡萝卜搭配牛肉炖煮，清炒花菜或加蒜蓉烹饪，满足不同的口味需求。

- **坚果：** 坚果是营养丰富的健康食品，每天至少食用一小把（约15~20克），特别是巴旦木、核桃等，它们富含蛋白质、不饱和脂肪酸、维生素E、镁等营养成分。不饱和脂肪酸有助于降低胆固醇水平，保护心血管健康；维生素E具有抗氧化作用，能延缓细胞衰老。可以在早餐时搭配牛奶食用巴旦木，或者在下午感到饥饿时吃几颗核桃作为健康零食。

- **浆果类水果：** 浆果类水果富含抗氧化剂、维生素和膳食纤维，对大脑健康有诸多益处。蓝莓含有丰富的花青素，具有强大的抗氧化和抗炎特性，有助于改善记忆力和认知能力；草莓富含维生素C和多种抗氧化物质，能增强免疫力，促进皮肤健康。建议每周至少食用3次浆果，可直接食用新鲜的蓝莓和草莓，也可以将它们加入酸奶中，制成美味的水果酸奶。

- **全谷物：** 全谷物如燕麦、糙米、全麦面包等，保留了谷物的麸皮、胚芽和胚乳，富含膳食纤维、B族维生素、矿物质和多种抗氧化物质。这些营养成分有助于稳定血糖、降低胆固醇、促进肠道健康。早餐可以选择燕麦片，搭配牛奶和水果，也可以用全麦面包制作三明治，搭配蔬菜和蛋白质食物；午餐或晚餐可以用糙米饭代替白米饭。

- **鱼类：** 特别是富含ω-3脂肪酸的鱼类，如三文鱼、沙丁鱼等，对大脑和心血管健康非常有益。ω-3脂肪酸能够减少炎症反应，降低患心血管疾病的风险，还对胎儿大脑发育和成人的认知能力有积极影响。建议每周食用鱼类 2 次或以上。可以将三文鱼煎烤了，搭配柠檬片，既能去腥又能增添风味；沙丁鱼可以做成罐头，方便随时食用。

- **豆类**：豆类如扁豆、黑豆等，是优质的植物蛋白来源，同时还富含膳食纤维、维生素和矿物质。豆类有助于降低胆固醇、稳定血糖，对心脏健康有益。建议每周食用豆类 3 次或以上。可将扁豆炖成汤，黑豆制成豆浆或豆腐，增加饮食的多样性。
- **禽类**：禽类如鸡肉或鸭肉，是优质的蛋白质来源，其脂肪含量相对较低，比红肉更有益健康。建议每周食用 2 次禽肉，可以将鸡肉烤着吃、做成汤，或者用鸡胸肉制作沙拉等。
- **橄榄油**：橄榄油是 MIND 饮食的首选食用油，它富含单不饱和脂肪酸，有助于降低胆固醇水平，减少患心血管疾病的风险。橄榄油适合凉拌、低温烹饪，可以用来制作沙拉酱，或者在炒菜时用橄榄油代替其他食用油。

● **限制不推荐食材**

- **红肉**：红肉虽然是蛋白质的重要来源，但含有较高的饱和脂肪，过量摄入可能会增加患心血管疾病和某些癌症的风险。因此，MIND 饮食建议限制红肉的摄入量，每周不超过 3 次。可以选择瘦肉部分，如里脊，并尽量采用健康的烹饪方式，如烤、煮或炖，避免油炸。
- **黄油和奶油**：黄油和奶油含有大量的饱和脂肪酸和胆固醇，过多食用会导致体重增加、血脂升高，对心血管健康不利，所以要限制食用。可以选择用牛油果做成抹酱，代替黄油和奶油来涂抹面包或烹饪食物。
- **奶酪**：奶酪通常含有较多的脂肪、盐和热量，过量食用可能会对健康产生负面影响。MIND 饮食建议每周食用奶酪少于 1 次或 2 次。如果喜欢奶酪的味道,可以选择低脂或低盐的奶酪品种,并适量食用。

根据上面的饮食原则,我们在下表中列出了一些常见中式替代食材供参考。

MIND 饮食推荐食材与中式替代食材的对应

类别	推荐食材	食用频率/建议	中式替代食材
绿叶蔬菜	菠菜、羽衣甘蓝、芥菜、瑞士甜菜、芝麻菜等	每周至少 6 次,每天至少 3 份	小白菜、空心菜、芥菜、苦瓜叶、菠菜
其他蔬菜	番茄、胡萝卜、花菜、甜椒、芦笋等	每天至少 3 份	胡萝卜、花菜、冬瓜、南瓜、甜椒、菜心
坚果	巴旦木、核桃、腰果、开心果等	每周至少 7 次,特别推荐核桃	核桃、腰果、南瓜子
浆果类水果	蓝莓、草莓、黑莓、覆盆子等	每周至少 3 次,最好是蓝莓	蓝莓、桑葚、草莓
全谷物	燕麦、糙米、全麦面包、全麦意大利面、藜麦、红薯等	每天至少 3 份	糙米、黑米、小米、藜麦、燕麦
鱼类	三文鱼、沙丁鱼、金枪鱼、鲭鱼、鳕鱼等	每周建议 2 次及以上	鲈鱼、鲳鱼、鳕鱼、三文鱼
豆类	扁豆、黑豆、鹰嘴豆、黄豆、红豆等	每周至少 3 次	黄豆、黑豆、红豆、扁豆、绿豆、鹰嘴豆
禽类	鸡肉、火鸡等	每周至少 2 次	鸡肉、鸭肉、鸡胸肉、火鸡
橄榄油	—	用于烹饪,替代其他脂肪源	橄榄油
红肉	牛肉、猪肉、羊肉等	每周不超过 3 次	猪肉、牛肉、羊肉(建议适量,避免食用过多,使用瘦肉部位如瘦猪肉、牛腩等)
黄油和奶油	—	每天不超过 1.5 汤匙(约 22 克)	猪油、黄油(尽量避免使用,可以选择植物油或橄榄油代替)
奶酪	—	每周不超过 1 次或 2 次(尤其是高钠的芝士)	—

践行 MIND 饮食小贴士

- **多吃推荐食物**
  - **绿叶蔬菜：** 将绿叶蔬菜作为每餐的重要组成部分。比如,早餐可以选择菠菜鸡蛋饼,午餐和晚餐的配菜可以是清炒生菜、蒜蓉莜麦菜等,保证每餐至少摄入一份绿叶蔬菜。
  - **浆果：** 把浆果当作日常零食。可以在上午或下午加餐时,吃一小盒蓝莓、草莓等,既能满足口腹之欲,又能为身体提供抗氧化剂。
  - **全谷物：** 用全谷物替代精制谷物。比如,将白米饭换成糙米饭,用全麦面条代替普通面条,早餐选择全麦面包而非白面包,以此增加膳食纤维和营养成分的摄入。
  - **鱼类：** 增加鱼类在食谱中的比例,特别是富含 ω-3 脂肪酸的深海鱼,如三文鱼、鳕鱼等。每周至少安排 2 次以鱼类为主的晚餐,如香煎三文鱼、清蒸鲈鱼等。
  - **坚果：** 每天吃一小把坚果。可以把南瓜子、核桃、巴旦木等放在办公室或家里随手可及的地方,作为日常零食吃。但要注意控制量,避免摄入过多热量。
  - **豆类：** 经常食用各种豆类及豆制品。比如,早餐喝一杯豆浆,午餐吃一份红豆饭或黑豆炖排骨,晚餐来一碗豆腐汤,轻松达到每周推荐食用量。

- **限制不推荐食物**
  - **减少红肉摄入：** 尽量减少牛肉、猪肉、羊肉等红肉的食用量,可用禽肉(如鸡肉、鸭肉)或鱼肉替代。如果想吃红肉,可以选择瘦肉部分,并控制食用频率,每周不超过 3 次。

- **控制加工食品摄入量：** 减少食用黄油、人造黄油、奶酪、糕点和油炸食品。这些食品通常含有较高的饱和脂肪酸、反式脂肪酸和糖分，对大脑健康不利。仔细阅读食品标签，避免购买含有这些成分的加工食品。

● **调整烹饪方式**

- **选择健康的烹饪方式：** 多采用蒸、煮、炖、烤等健康的烹饪方式，减少油炸、油煎等高油高温的烹饪方式。比如，清蒸鱼、水煮青菜、炖豆腐、烤鸡胸肉等，既能保留食材的营养成分，又能减少油脂的摄入。
- **使用健康的油脂：** 以橄榄油作为主要的烹饪油。橄榄油富含单不饱和脂肪酸，有助于降低胆固醇水平，对大脑健康有益。在凉拌、煎炒食物时都可以使用橄榄油。

● **合理安排饮食计划**

根据 MIND 饮食原则提前规划食谱，确保每天的饮食符合要求。这样可以避免在忙碌时选择不健康的食物，同时也能保证饮食的多样性。

MIND 饮食一周计划

时间	中式 MIND	西式 MIND
周一	早餐：小米粥（小米30克）、茶叶蛋（1个）、蒸红薯（100克）、凉拌菠菜（100克）	早餐：燕麦粥（燕麦30克）搭配蓝莓（30克）、杏仁（10颗）和一片全麦面包（30克）
	午餐：糙米饭（100克）、土豆烧牛肉（牛肉100克、土豆100克）、清炒莜麦菜（150克）	午餐：全麦意面（100克）配肉酱（牛肉80克、番茄100克、洋葱30克）、蔬菜沙拉（生菜100克、黄瓜50克、橄榄油醋汁10克）
	晚餐：玉米（1根）、香煎鸡胸肉（100克）、清炒空心菜（150克）	晚餐：烤三文鱼（100克）、烤红薯（100克）、清炒羽衣甘蓝（150克）

续表

时间	中式MIND	西式MIND
周二	早餐：红豆薏仁粥（红豆20克、薏仁20克、大米20克）、全麦包子（面粉50克、青菜猪肉馅30克）	早餐：酸奶拌草莓（酸奶150克、草莓50克）、全麦面包夹核桃（面包50克、核桃10克）
周二	午餐：黑米饭（100克）、清蒸鲈鱼（100克）、清炒西蓝花（150克）	午餐：藜麦饭（100克）、香煎鸡胸肉（80克）、番茄黄瓜沙拉（番茄100克、黄瓜100克、橄榄油5克）
周二	晚餐：南瓜粥（南瓜80克、大米20克）、卤鸡腿（去皮100克）、凉拌黄瓜（150克）	晚餐：玉米浓汤（玉米80克、牛奶100毫升）、烤鸡腿（去皮100克）、凉拌生菜（150克）
周三	早餐：蔬菜鸡蛋饼（面粉50克、鸡蛋1个、韭菜30克、胡萝卜20克）、黑豆豆浆（黑豆15克、黄豆15克）	早餐：水果燕麦片（30克）泡牛奶（200毫升）、全麦华夫饼（50克）
周三	午餐：糙米饭（100克）、虾仁滑蛋（虾仁80克、鸡蛋2个）、炒豆角（150克）	午餐：糙米饭（100克）、虾仁炒西蓝花（虾仁80克、西蓝花150克）、苹果沙拉（苹果100克、核桃10克、酸奶30克）
周三	晚餐：玉米窝头（80克）、番茄炖牛腩（牛腩100克、番茄150克）、凉拌生菜（150克）	晚餐：黑麦面包（50克）、蔬菜煎蛋饼（鸡蛋2个、菠菜50克、洋葱20克）、蔬菜汤（胡萝卜50克、芹菜30克、土豆30克）
周四	早餐：山药粥（山药80克、大米20克）、全麦馒头（50克）、一小把坚果（10颗杏仁）	早餐：蓝莓松饼（用全麦面粉50克、蓝莓30克制作）、一杯热咖啡（200毫升）、一小把杏仁（10颗）
周四	午餐：紫米饭（100克）、白灼虾（100克）、清炒白菜（150克）	午餐：全麦比萨（饼底用全麦面粉80克，配料有番茄80克、青椒50克、蘑菇50克、少量奶酪10克）
周四	晚餐：燕麦粥（燕麦30克）、卤牛肉（100克）、凉拌豆芽（150克）	晚餐：意式肉酱面（全麦面条80克、肉酱100克）、蔬菜沙拉（生菜100克、紫甘蓝50克、橄榄油醋汁10克）
周五	早餐：红薯粥（红薯80克、大米20克）、鸡蛋灌饼（面粉50克、鸡蛋1个）、凉拌海带丝（50克）	早餐：酸奶杯（底层燕麦20克、中间酸奶150克、上层草莓30克、蓝莓20克）
周五	午餐：糙米饭（100克）、番茄龙利鱼（龙利鱼100克、番茄100克）、炒空心菜（150克）	午餐：糙米饭（100克）、香煎三文鱼（100克）、烤芦笋（150克）
周五	晚餐：玉米糊（玉米粉30克）、香煎豆腐（100克）、凉拌菠菜（150克）	晚餐：全麦面包三明治（面包80克，夹火鸡肉80克、生菜50克、番茄50克）、蔬菜汤（南瓜50克、洋葱30克、土豆30克）

续表

时间	中式MIND	西式MIND
周六	早餐：小米南瓜粥（小米30克、南瓜80克）、蒸玉米（1根）、水煮蛋（1个）、凉拌胡萝卜丝（50克）	早餐：核桃全麦面包（50克）搭配一杯热牛奶（200毫升）、一份水果（香蕉100克）
	午餐：黑米饭（100克）、香煎巴沙鱼（100克）、清炒西蓝花（150克）	午餐：黑米饭（100克）、香煎鳕鱼（100克）、清炒西蓝花（150克）
	晚餐：荞麦面（80克）、番茄鸡蛋卤（番茄150克、鸡蛋2个）、清炒小白菜（150克）	晚餐：玉米饼（80克）、鸡肉卷（鸡胸肉80克、生菜50克、番茄50克）、蔬菜汤（胡萝卜50克、芹菜30克）
周日	早餐：红豆粥（红豆30克、大米20克）、全麦花卷（50克）、一小碟花生米（10颗）	早餐：燕麦鸡蛋饼（燕麦30克、鸡蛋1个）、一杯豆浆（200毫升）、一小把蓝莓（30克）
	午餐：糙米饭（100克）、白灼鱿鱼（100克）、炒豆角（150克）、凉拌木耳（50克）	午餐：糙米饭（100克）、虾仁炒胡萝卜（虾仁80克、胡萝卜100克）、凉拌菠菜（150克）
	晚餐：玉米（1根）、虾仁冬瓜汤（虾仁80克、冬瓜150克）、清炒芥蓝（150克）	晚餐：全麦面包（50克）、番茄鸡蛋汤（番茄100克、鸡蛋1个）、蔬菜沙拉（生菜100克、黄瓜50克、橄榄油醋汁10克）

● **学习新的菜谱**

尝试不同的MIND饮食菜谱，增加饮食的趣味性。可以通过网络、烹饪书籍等渠道学习新的烹饪方法和菜品，如地中海风味的烤蔬菜、意式蔬菜汤等，让健康饮食变成习惯。

● **适量饮食**

注意控制每餐的食量，避免暴饮暴食。遵循"食不过量"的原则，吃到七八分饱即可，这样有助于维持健康的体重，减轻身体负担。

● **适度饮酒**

如果饮酒，要注意适量。对于MIND饮食来说，每天饮用一杯红酒是可以接受的，但切不可过量饮酒，以免对大脑和身体造成损害。

8 DASH饮食

DASH饮食的全称是Dietary Approaches to Stop Hypertension，翻译成中文就是"阻止高血压的饮食方法"，也叫"得舒饮食"。没错，与你想的一样，DASH饮食最开始是美国国立卫生研究院（NIH）给想要预防或控制高血压的人群提供的饮食建议。它是2025年美国新闻健康网评出的高血压最佳饮食，也是2025年最佳饮食模式总榜的第二名（第一名是地中海饮食）[1]。

我国18岁及以上居民高血压患病率为27.5%，其中18～44岁、45～59岁和60岁及以上居民高血压患病率分别为13.3%、37.8%和59.2%。高血压是导致冠心病、脑卒中等心血管疾病、死亡的主要原因之一。2017年，高收缩压导致我国254万人的死亡，其中95.7%死于心血管疾病[2]。

我们都知道高血压是慢性非传染性疾病，而非药物饮食控制策略对于此病是非常重要的。高血压危险因素多与不合理膳食有关，包括高钠低钾膳食及过量饮酒等。许多临床研究都证实，DASH饮食能够控制高血压[3]。

无论基线血压水平或正在进行的抗高血压治疗效果如何，采用DASH饮食均可降低患有或不患有高血压疾病的受试者的血压，而钠摄入量较高且较为年轻的受试者，其血压降低程度更大[4]。

此外，DASH饮食在改善其他疾病方面，如心力衰竭、脂质稳态、血脂异常和尿酸失调等也有显著作用。其对于改善低密度脂蛋白胆固醇水平，降低甘油三酯有一定的帮助[3]。

DASH 饮食的关键

DASH 饮食的关键是限制饱和脂肪和胆固醇的摄入,增加营养丰富的食物的摄入量,尤其是富含钾、钙和镁等矿物质,以及蛋白质和膳食纤维的食物[5]。

与美国的典型饮食方式相比,DASH 饮食总脂肪、饱和脂肪酸和胆固醇的摄入都较低,更强调水果、蔬菜和低脂乳制品(包括全谷物、禽类、鱼类和坚果),仅包含少量红肉、糖果和含糖饮料。坚持 DASH 饮食的人群,无论是否患有高血压,他们的血压都显著降低[6]。

与地中海饮食相比,DASH 饮食有一些具体的建议,尤其是对钠的摄入量有一定限制。

- **减少钠的摄入**

标准 DASH 饮食每天钠摄入量限制在 2300 毫克以下,低钠 DASH 饮食进一步将钠摄入量限制在每天 1500 毫克以下[7]。不过,根据我国 2023 年颁布的《成人高血压食养指南》,建议每日钠摄入量不超过 2000 毫克,每日盐摄入量在 5 克以内。同时,避免选择高盐加工食品,如薯片、腌制食品、罐头食品等,用天然调味品如香料替代盐。

- **多吃富含钾、镁和钙的食物**

钾有助于抵消钠对血压的不利影响,镁可以帮助血管放松,钙则对心脏和肌肉功能至关重要。DASH 饮食建议多吃蔬菜、水果和低脂乳制品,如菠菜、香蕉、橙子、脱脂牛奶和酸奶等。这些食物还能提供多种维生素和矿物质,对整体健康有益。

富含钾的水果蔬菜 TOP 20

水果钾含量 TOP 20	钾含量（毫克/100克）	蔬菜钾含量 TOP 20	钾含量（毫克/100克）
牛油果	599	慈姑	707
椰子	475	金针菜（黄花菜）	610
鲜枣	375	甜菜叶	547
沙棘	359	百合（鲜）	510
香蕉	330	胡萝卜缨	493
波萝蜜	330	毛豆	478
黑醋栗（黑加仑）	322	南瓜（栗面）	445
红果	299	根芹	441
海棠果	263	菱角	437
榴梿	261	羽衣甘蓝	395
桂圆	248	蚕豆	391
番石榴	235	竹笋（鲜）	389
樱桃	232	红心萝卜（心里美）	385
石榴（均值）	231	抱子甘蓝	350
杏	226	苋菜（红）	340
黄皮果	226	豌豆	332
无花果	212	毛笋	318
柠檬	209	菠菜	311
哈密瓜	190	荸荠	306
黄元帅苹果	184	莴苣菜	305

● **高纤维、低脂肪饮食**

饱和脂肪酸和反式脂肪酸会增加"坏胆固醇"（LDL）的水平，从而提高患心血管疾病的风险。DASH饮食建议用健康的植物油（如橄榄油、菜籽油）代替动物脂肪，多吃全谷物如糙米、燕麦和藜麦，这样既能提供膳食纤维从而促进消化，又能降低胆固醇水平。

- **适量摄入优质蛋白质**

动物蛋白和植物蛋白在DASH饮食中都有一席之地,但它强调低脂、健康的来源,如鱼类、家禽类、豆类和坚果。红肉和加工肉类的摄入量需要严格控制,以减少饱和脂肪酸和钠的摄入。

- **限制添加糖和高糖食品**

高糖食品会导致血糖水平波动,增加体重和炎症反应。DASH饮食建议选择天然甜味来源,如以水果替代含糖饮料和甜点。

- **生活中的减钠小贴士**
  - 煮米饭、意面或热麦片时不加盐。
  - 多吃新鲜食材,如蔬菜、谷物、鱼虾等。
  - 阅读食品标签,选择低钠或无添加盐的食物。
  - 减少隐形盐的摄入,少吃加工食品,尤其是面包、加工肉类、比萨、罐头食品和三明治等。
  - 少吃腌、熏制品,如咸菜、火腿、培根、香肠等。
  - 减少外食的频率。
  - 控制复合含钠调味品的使用,如叉烧酱、烧烤酱、豆瓣酱等。
  - 控制其他含钠调味品,如味精、酱油等。
  - 少喝菜汤,或少用菜汁拌饭。
  - 饭菜快出锅时再加盐,也能控制放盐量。

- **关于减重、运动等建议**
  - 控制体重,保持 BMI<24,男性腰围 <90 厘米,女性腰围 <85 厘米。
  - 不吸烟,彻底戒烟,避免被动吸烟。
  - 不饮酒或限制饮酒,男性饮酒量 ≤ 20 克 / 天,女性饮酒量 ≤ 10 克 / 天。

- 增加运动量,每天累计 30~60 分钟中等强度有氧运动,每周至少运动 5 天,肌肉力量练习与有氧运动相结合(比如骑车、游泳、健步走、跑步、跳健身操、团体类运动等有氧运动项目,以及哑铃、小沙袋和弹力带等肌肉力量练习,需注意避免低头和憋气)。
- 减轻精神压力,保持心理平衡,可尝试冥想、瑜伽、呼吸控制等方式。

标准 DASH 饮食对不同类型食物的摄入量有详细的建议,以每天摄入 2000 千卡为基准,具体如下[3]。

标准 DASH 饮食建议的不同类型食物摄入量

食物类别	每天建议摄入量	摄入量说明	克重和参考大小
谷物(全谷物为主)	6~8 份	1 份 =1 片全麦面包,½ 杯煮熟的米饭、面条或燕麦片	1 份 =25~30 克(煮熟的米饭/面条约半小碗)
蔬菜	4~5 份	1 份 =1 杯生蔬菜或 ½ 杯煮熟的蔬菜	1 杯生蔬菜 =60~100 克,½ 杯煮熟的蔬菜 =75~90 克(约 1 拳头大小)
水果	4~5 份	1 份 =1 个中等大小水果,½ 杯切碎水果,¼ 杯干果	1 个中等大小水果 =120~150 克,½ 杯切碎水果 ≈ 80 克,¼ 杯干果 ≈ 30 克
低脂乳制品	2~3 份	1 份 =1 杯牛奶或酸奶,1 盎司奶酪	1 杯牛奶/酸奶 ≈ 240 毫升,1 盎司奶酪 ≈ 28 克(约 2 块骰子大小)
瘦肉、禽肉和鱼肉	≤ 2 份	1 份 =3 盎司煮熟的瘦肉、鸡肉或鱼肉	3 盎司 ≈ 85 克(约扑克牌大小或手掌心大小的薄片)
坚果、种子和豆类	每周 4~5 份	1 份 = ⅓ 杯坚果,2 汤匙种子,½ 杯煮熟的豆类	⅓ 杯坚果 =30~40 克,2 汤匙种子 =20 克,½ 杯煮熟的豆类 =90~100 克
脂肪和油	2~3 份	1 份 =1 茶匙橄榄油或植物油,1 汤匙低脂蛋黄酱或轻质沙拉酱	1 茶匙油 ≈ 5 克,1 汤匙蛋黄酱 ≈ 15 克

续表

食物类别	每天建议摄入量	摄入量说明	克重和参考大小
甜食	每周≤5份	1份=1汤匙糖，1汤匙果酱或½杯果汁	1汤匙糖≈12克，½杯果汁≈120毫升
钠	标准版：≤2300毫克/天 低钠版：≤1500毫克/天		2300毫克钠≈1茶匙盐≈5克盐，推荐尽量减少盐量

如何开始 DASH 饮食

其实你不需要彻底改变自己的饮食习惯，只需从小的方面开始改变。

- 每餐添加一份蔬菜或水果。
- 在一周的饮食安排中，至少有两顿饭（比如可以是午餐、晚餐或者其他的任意两顿正餐）完全不吃肉食（包括猪肉、牛肉、羊肉等各类禽畜肉）。
- 使用天然的香辛料来调味，可以尝试不加盐。
- 吃杏仁、山核桃或其他坚果代替薯片。
- 尽可能将白面粉换成全麦面粉。
- 午餐或晚餐后散步 15 分钟。

DASH 饮食的中式食材

传统 DASH 饮食比较偏向西式或者地中海饮食，下面我给大家做了一些中式食材的整理。

DASH 饮食推荐食材与中式替代食材的对应

类别	DASH 饮食推荐食材	中式替代食材
全谷物	糙米、藜麦、大麦、全麦面包、全麦冷麦片、全麦玉米饼、麦片	玉米、红薯、燕麦、荞麦、糙米、全麦馒头、杂豆
蔬菜	各种类型的新鲜、冷冻或罐装蔬菜	各种新鲜蔬菜,如菠菜、芹菜、苦瓜、莴苣、芥蓝、西蓝花、番茄、甜椒等
水果	各种类型的新鲜、冷冻或罐装水果	香蕉、橙子、哈密瓜、猕猴桃、苹果、梨、桃、草莓等
低脂乳制品	低脂牛奶、低脂酸奶、低脂干酪、低脂奶酪	低脂酸奶、豆浆、低脂牛奶
坚果	无盐巴旦木、无盐核桃、无盐开心果	无盐巴旦木、无盐南瓜子、无盐核桃
鱼类	各种鱼类	鲈鱼、鲫鱼、鲑鱼
禽类	去皮鸡肉、火鸡胸肉	去皮鸡肉、鸭肉
蛋类	鸡蛋	鸡蛋、鸭蛋、鹌鹑蛋
瘦肉	瘦猪肉、瘦牛肉	瘦猪肉、瘦牛肉、兔肉
豆类	各种豆类	黄豆、绿豆、红豆、扁豆
油脂	菜籽油、橄榄油	茶籽油、米糠油、低芥酸菜籽油、高油酸花生油
汤料	低钠肉汤	低钠鸡汤、蔬菜汤、豆腐汤

最后给大家推荐一些比较家常的中式 DASH 食谱：清蒸鲈鱼、绿豆粥、西蓝花炒鸡腿肉、虾仁豆腐汤、豆浆燕麦粥等。

9 东方健康膳食

东方膳食，特别是中国的东方健康膳食，以东南沿海一带（浙江、上海、江苏、福建、广东）的膳食习惯为代表。这一模式强调常吃水产品、大豆制品和奶类，并且烹饪时清淡少盐。《中国居民膳食指南》（2022版）首次提出这一模式，并认为遵循这一模式的人群不仅预期寿命较高，而且患肥胖、2型糖尿病、代谢综合征和脑卒中等慢性疾病的风险较低[1]。

东方健康膳食对健康的影响

东方健康膳食对健康有多方面的积极影响。

研究表明，遵循这一模式的人群体重、血压、血糖和血脂水平有所改善，与较低的肥胖率、心血管代谢性疾病发生风险和全因死亡率相关[2]。

此外，这种模式还与降低高血压、肥胖、肾病、阿尔茨海默病等慢性疾病的患病风险相关，并能改善患者病情[3]。

相比地中海饮食和DASH饮食来说，东方健康膳食是更贴合中国人饮食习惯和文化背景的平衡饮食模式，它不仅提供营养和健康上的需求，而且在情感和文化层面让我们内心产生共鸣。无论是食材选择、饮食习惯还是烹饪方法都更适合我们。

如何实践东方健康膳食

东方健康膳食有一些主要的饮食原则，这里给大家分享一下。

- **主食多样化**

东方健康膳食强调食物的多样性，尤其是主食，可以进行多样化的搭配和选择。

  - **粗细搭配：**在日常主食中，可以将精细米面（如白米、白面）与全谷类（如糙米、全麦面粉、燕麦等）、豆类（如红豆、绿豆、花豆等）按一定比例搭配食用。比如，可以用糙米和白米各一半煮成米饭，或者在做面食时加入部分全麦面粉。这样既能保证口感，又能增加膳食纤维、维生素和矿物质的摄入。
- **··多样化选择：** 除了常见的大米、小麦制品，还可以尝试其他谷类主食，如玉米、小米、高粱米等，可以用它们煮粥、做窝窝头或煎饼等，这样不但主食的花样多，营养还丰富。

- **丰富的蔬菜水果**

在东方健康膳食中，蔬菜品种繁多，包括绿叶蔬菜、根茎类蔬菜、茄果类蔬菜等，常以新鲜、应季的蔬菜为主，烹饪方法多样，如炒、炖、凉拌等。

- **··保证量的充足：** 每天应尽量摄入多种不同颜色的蔬菜水果，以满足营养需求。一般建议成人每天蔬菜摄入量不少于300克，其中绿叶蔬菜占一半左右；水果摄入量为200～300克。可以将蔬菜水果作为每餐必备，比如早餐可以搭配一份水果沙拉，午餐和晚餐都要有足够量的蔬菜。
- **··新鲜应季为主：** 优先选择新鲜、应季的蔬菜水果，除了口感好，营养成分也相对更丰富。比如，夏季多吃西瓜、桃子、番茄等，冬季多吃萝卜、白菜、橙子等，但要注意水果不过量。
- **··合理烹饪：** 对于蔬菜，尽量选择清淡的烹饪方式，如清炒、凉拌、蒸、炖等，避免过度烹饪导致营养流失。比如，凉拌黄瓜、清炒菠菜、蒸胡萝卜等都是不错的选择。

- **清淡少盐**

- **··多采用低温烹饪：** 尽量不要采用高温油炸、油煎等烹饪方式，宜多采用蒸、煮、炖、凉拌等低温烹饪方式。比如，用蒸的方式做鱼，用煮的方式做肉丸子，用炖的方式做蔬菜汤，用凉拌的方式做蔬菜沙拉等。
- **··控制调味品的使用：** 在调味时，要控制盐、糖、油的使用量。

减少高盐调味品（如酱油、咸菜等）的使用，尽量用天然调味品（如葱、姜、蒜、醋、柠檬汁等）来增添风味，避免食物过于油腻、咸甜过度。

- **鱼虾水产摄入量多**

与地中海饮食相比，东方健康膳食中动物性食物的摄入适量，特别是鱼类及其他水产品的食用较为普遍，这在一定程度上能提供优质蛋白质及不饱和脂肪酸等营养成分。

- **适量控制**：控制总体动物性食物的摄入量，一般建议成人每天畜禽肉摄入量为 50~75 克，鱼虾贝类摄入量为 75~100 克。生活中，可以将畜禽肉和鱼虾贝类合理分配到每餐中，比如午餐可以吃一份清蒸鱼，晚餐吃一份炒鸡肉。
- **多吃鱼虾**：鱼虾类特别是深海鱼，富含不饱和脂肪酸，对健康有益，所以在选择动物性食物时，应尽量选择鱼类及其他水产品，减少红肉（如猪肉、牛肉、羊肉）的占比。

- **保证奶类和豆类的摄入量**

豆类及豆制品在东方健康膳食中占有重要地位，如大豆、绿豆、红豆等，常被加工成豆腐、豆浆、腐竹等，是优质植物蛋白的良好来源。在传统的东方健康膳食中，乳制品的摄入量相对西方国家较少，但随着现代生活水平的提高和健康意识的增强，乳制品的消费也在逐渐增加，比如牛奶、酸奶等也越来越多地出现在日常饮食中。

- **经常食用**：可以将豆类作为主食的一部分（如红豆饭、绿豆粥等），或者经常食用各种豆制品。比如，每天可以喝一杯豆浆，或者吃一块豆腐作为配菜。
- **食物多样化**：除了常见的豆腐、豆浆，还可以尝试其他豆制品，如腐竹、豆干、豆豉等，用它们来制作不同的菜肴，增加饮食的丰富性。

- **养成喝奶的习惯：** 每天喝一杯牛奶（约250毫升）或食用一份酸奶（100~150克），乳制品可以作为早餐的一部分，或者在两餐之间作为加餐食用。
- **多样化选择：** 除了普通牛奶，还可以选择低脂牛奶、脱脂牛奶、高钙牛奶等，根据自身健康需求和喜好选择即可。酸奶也有不同的口味和类型，如原味酸奶、果味酸奶、希腊酸奶等。

那么，具体到每一天的餐桌上，怎么实践东方健康膳食呢？下面的小贴士帮助你尽快行动起来。

- **增加水产品和豆制品：** 在日常饮食中增加水产品和豆制品的摄入量，以获取优质蛋白质和必需脂肪酸。
- **全谷物摄入：** 以全谷物代替精制谷物，增加膳食纤维的摄入。
- **增加新鲜蔬菜水果：** 每天摄入足够的新鲜蔬菜水果，补充必要的维生素和矿物质。
- **适量乳制品：** 包括牛奶、酸奶等在内的乳制品可以提供钙质和其他营养素。
- **减少盐和糖的摄入：** 减少盐和糖的摄入，以降低患高血压和糖尿病的风险。
- **烹饪方式：** 采用清淡少盐的烹饪方式，减少油脂和盐分的摄入。
- **均衡膳食：** 保证膳食中蛋白质、脂肪和碳水化合物的均衡，特别是对于婴幼儿、青少年和中老年人群，要根据特定的营养需求调整饮食结构。

地中海饮食和东方健康膳食的比较

作为中国式的平衡健康饮食模式,东方健康膳食也经常被拿来跟地中海饮食比较。两者都是健康的饮食模式,但又各有特点,下表我们比较了它们的异同点。

东方健康膳食与地中海饮食比较

	东方健康膳食	地中海饮食
食物构成	主食:以谷类(如大米、小麦、玉米等)为主,注重粗细搭配,常将精细米面与全谷类、豆类搭配食用; 蔬菜水果:蔬菜品种多样(绿叶蔬菜、根茎类蔬菜、茄果类蔬菜等),水果按季节选当地特色水果; 动物性食物:适量摄入畜禽肉、鱼虾贝类等,多摄入鱼类及水产品; 豆类及豆制品:豆类及豆制品摄入较多,比如将大豆、绿豆等加工成豆腐、豆浆、腐竹等; 乳制品:传统上摄入量相对少,近年有增加,常见有牛奶、酸奶等	主食:更强调全谷物、全麦制品(如全麦面包等),粗加工谷物依赖度高,精制谷物占比相对稍低; 蔬菜水果:蔬菜常生食或简单烹饪,水果摄入量可观,特色水果如橄榄、葡萄等较多,橄榄油是重要的水果加工产物,广泛应用于饮食中,葡萄常用于制作葡萄酒,果汁则较少见,优先选择新鲜水果; 动物性食物:适量摄入,侧重鱼类和海鲜(尤其是深海鱼),红肉摄入量少,每周仅吃几次少量红肉; 豆类及豆制品:豆类是膳食的一部分,以鹰嘴豆等为主,常制作成鹰嘴豆泥等,豆类占比不如东方健康膳食大; 乳制品:摄入相对适中,包括牛奶、酸奶、奶酪等,奶酪地位重要
烹饪方式	多采用低温烹饪(蒸、煮、炖、凉拌等),也有炒菜等,注重清淡,用天然调味品(葱、姜、蒜、醋等)增添风味	烹饪方式以简单为主,常见烤、煎(油少)、蒸、煮等,强调保持天然风味,以橄榄油为主要食用油。注重使用很多天然香料,如香草、柠檬、肉桂等
营养特点	能提供均衡营养,谷类提供碳水化合物,豆类及豆制品提供优质植物蛋白,动物性食物提供优质动物蛋白,蔬菜水果提供维生素、矿物质和膳食纤维等,膳食纤维帮助维持肠道健康、降低慢性疾病发生风险	高比例不饱和脂肪酸摄入(来自橄榄油、鱼类等的ω-3脂肪酸),有利于心血管健康,蔬菜水果和全谷物提供充足维生素、矿物质和膳食纤维,预防慢性疾病

10 植物性饮食

我们在之前章节讲过弹性素食,这里再给大家介绍一个基于植物性食物的饮食模式:植物性饮食。它们两者都是以植物性食物为主的饮食模式,但在具体定义和实施上存在一些重要区别。

植物性饮食主要指以植物性食物为基础的饮食模式,强调摄入大量水果、蔬菜、全谷物、豆类和坚果,通常不包括或极少包括动物性食物。植物性饮食的目标是通过增加植物性食物的摄入来促进健康,预防慢性疾病。

而弹性素食更多强调的是"弹性",是一种主要以植物性食物为主,偶尔包含肉类或鱼类的饮食模式。弹性素食者在饮食中大幅减少肉类的摄入,但并不完全排除肉类的摄入。这种饮食模式让人更容易融入社交场合,避免了严格素食可能带来的社交尴尬。

植物性饮食与弹性素食的主要区别

	植物性饮食	弹性素食
定义	以植物性食物为基础的饮食模式,强调摄入大量植物性食物,通常不包括或极少包括动物性食物	以植物性食物为主,偶尔包含肉类或鱼类的饮食模式
严格性	可以是严格的素食(如纯素食),完全不摄入动物性食物	允许偶尔摄入肉类,具有更大的灵活性
灵活性	较低的灵活性,强调优先选择植物性食物	灵活性较高,可以根据个人喜好和社交场合选择肉类
健康导向	强调通过植物性食物来获得营养,改善健康状况,预防慢性疾病	关注健康,但允许在特定情况下摄入动物性食物
社交适应性	可能在社交场合中出现尴尬情况,特别是在以肉食为主的环境中	更容易融入社交场合,避免社交尴尬

植物性饮食的健康作用

植物性食物的摄入与降低合并症和死亡风险相关,因为植物性食物含有较多的植物化学物质、抗炎和抗氧化剂、必需的维生素和矿物质、膳食纤维,同时饱和脂肪酸含量和热量较低[1]。

系统综述表明,用植物性食物替代动物性食物对心脏代谢健康有益。其中,坚果、豆类和全谷物在降低总体心血管疾病、2型糖尿病发生风险及全因死亡率方面综合影响最为显著。

用坚果、豆类和全谷物替代红肉和加工肉类可降低总体心血管疾病、冠心病和2型糖尿病发生的风险以及全因死亡率。用橄榄油代替黄油可降低总体心血管疾病和心血管疾病死亡率、糖尿病总死亡率和全因死亡率[2]。

哈佛大学陈曾熙公共卫生学院孙祺教授团队成员发现,中年女性蛋白质的摄入量,尤其是植物蛋白的摄入量,与健康老龄化有更高的相关性[3]。植物蛋白的摄入量与延长健康寿命相关。与摄入较少的人相比,中年时摄入较多植物蛋白的人,晚年健康长寿的概率高46%。每天增加10克植物蛋白,健康长寿的概率增加35%。

此外,植物性饮食还有多种健康益处。

摄入更多的植物蛋白,还与更低的慢性疾病发生率相关。植物蛋白的摄入能降低心血管疾病的发生风险。通常与更低的BMI、总胆固醇、低密度脂蛋白胆固醇和甘油三酯水平有关。而且,植物性饮食还与降低心血管疾病风险、糖尿病和某些癌症的风险有关。此外,植物性饮食有助于降低血压,提高胰岛素敏感性,这可以进一步降低心血管代谢性疾病发生的风险[4]。

植物性食物富含膳食纤维、微量营养素和植物多酚,这些成分对健康至关重要。膳食纤维有助于维持肠道健康,微量营养素如维生素和矿物质对身体功能至关重要,而植物多酚则具有抗氧化和抗炎作用。同时,研究还发现,植物性饮食可以改善心理状态[4],有助于改善情绪和认知能力,从而降低出现心理健康问题的风险[5]。

如何实践植物性饮食

对于普通人来说,实践植物性饮食应该是一个循序渐进的过程。

- **设定目标,逐步改变:** 并不是开始就完全放弃动物性食物和乳制品,可以从增加植物性食物的比例开始。
- **增加植物蛋白摄入:** 如大豆、扁豆、鹰嘴豆、藜麦、豌豆等。
- **减少动物蛋白摄入:** 适量减少动物蛋白的摄入,尤其是红肉和加工肉类,以降低慢性疾病发生的风险。
- **选择全谷物:** 选择全谷物而非精制谷物,如糙米、燕麦、全麦面包和意大利面,它们富含膳食纤维和营养素。
- **尝试植物奶:** 用植物奶(如巴旦木奶、大豆奶或燕麦奶)替代牛奶,可直接作为饮料饮用或用于烹饪。
- **避免加工食品:** 尽量减少加工食品和超加工食品的摄入,选择新鲜、未加工的植物性食物。
- **提前规划:** 提前规划你的餐点,准备健康的植物性食物,这有助于避免在忙碌时做出不健康的选择。

植物性饮食一周安排参考

时间	餐次	食物搭配	零食建议
周一	早餐	燕麦粥配新鲜水果和坚果	苹果或香蕉
	午餐	红豆饭、清炒时蔬(青菜、胡萝卜)、麻婆豆腐	红枣或核桃仁
	晚餐	豆腐蔬菜炒面,搭配蒸西蓝花和胡萝卜	豆浆或酸奶(可选)

续表

时间	餐次	食物搭配	零食建议
周二	早餐	八宝粥、素包子（白菜、香菇）、水煮蛋	橙子或柚子
	午餐	藜麦沙拉，加入烤甜椒、黄瓜、橄榄和羊乳酪（或豆腐干）	杏仁或腰果
	晚餐	扁豆汤，配全麦面包和橄榄油，炒菠菜	玉米和红薯
周三	早餐	全麦煎饼，搭配枫糖浆和新鲜浆果	梨或猕猴桃
	午餐	黄豆饭、素炒三丁（豆腐干、胡萝卜、豌豆）、凉拌黄瓜	葡萄干或无花果干
	晚餐	烤蔬菜（南瓜、甜菜根、洋葱）配藜麦和香草酱	豆浆或酸奶（可选）
周四	早餐	绿豆粥、素包子（青菜、豆腐）、水煮蛋	香蕉或苹果
	午餐	藜麦饭、香菇青菜汤、凉拌黄瓜条	开心果或葵花籽
	晚餐	米饭、番茄炒腐竹、炒四季豆	玉米或山药
周五	早餐	八宝粥、素包子（白菜、香菇）、水煮蛋	橙子或柚子
	午餐	素食三明治，全麦面包夹素火腿、生菜、番茄和芥末酱	杏仁或腰果
	晚餐	蔬菜咖喱，搭配糙米和烤饼	豆浆或酸奶（可选）
周六	早餐	全麦吐司配牛油果酱和水煮蛋（可选）	梨或猕猴桃
	午餐	素食墨西哥卷饼，内含黑豆、生菜、番茄、洋葱和莎莎酱	葡萄干或无花果干
	晚餐	烤豆腐配烤蔬菜和糙米	玉米和红薯
周日	早餐	豆浆、全麦面包、凉拌木耳	香蕉或苹果
	午餐	素食比萨，使用全麦面团，加上番茄酱、蔬菜和植物奶酪	开心果或葵花籽
	晚餐	黄豆饭、素炒豆角、凉拌木耳	豆浆或酸奶（可选）

植物性饮食需要注意的健康问题

长期坚持健康的植物性饮食可带来诸多好处，但如果食材选择不当，也可能引发一些问题。比如，不健康的植物性饮食（如高糖、高脂肪的加工食品）可能导致死亡风险增加，也容易增加营养素缺乏的风险。

与杂食者相比，植物性饮食者更容易达到碳水化合物、膳食纤维和维生素 E 的推荐摄入量,但是蛋白质、维生素 B_{12} 和碘的摄入量容易不足,维生素 D 和钙的摄入量也经常低于推荐摄入量,而钠摄入量则高于推荐摄入量。

植物性饮食者的蛋白质、ω-3 脂肪酸、铁和锌的摄入量即使充足,与动物源食材相比,植物源食材中这些营养素的生物利用度较低[6]。

- **蛋白质:** 动物性食品如鱼、海鲜、家禽肉和红肉确实是高密度蛋白质的来源。植物性饮食者可以通过豆腐、豆类、豆豉、坚果、种子和全谷物等食物来获取高质量的植物性蛋白质。

- **维生素 B_{12}:** 维生素 B_{12} 主要存在于动物性食物中,所以植物性饮食者需要通过强化食品或补充剂来确保摄入足够的 B_{12}。市面上有很多维生素 B_{12} 补充剂,有些还结合了铁等其他营养素,植物奶和其他一些加工食品也常常添加了维生素 B_{12},因此服用补充剂是植物性饮食者的一个好选择。

- **维生素 D:** 维生素 D 的来源包括某些鱼类(如鲑鱼和金枪鱼)、蛋黄和强化牛奶。植物性饮食者可以通过食用紫外线照射的蘑菇、强化食品,以及适量日晒来获取维生素 D,也可以额外服用维生素 D 补充剂。

- **钙:** 钙的摄入量对植物性饮食者来说尤为重要,因为钙对骨骼健康至关重要。成人每天大约需要 800 毫克钙。绿叶蔬菜、豆腐、芝麻和强化植物奶都是钙的良好来源。

- **铁:** 植物性饮食者需要关注铁的摄入,因为红肉是铁的主要来源。食用深绿色蔬菜、扁豆、豆类和其他富含铁的植物性食物,可以满足人体对铁的需求。同时,摄入富含维生素 C 的食物可以帮助提高铁的吸收率。

11 抗炎饮食

"抗炎饮食"是这几年非常火的一个词,听起来它既可以消除炎症、抗衰,又能保持年轻。那"炎症"到底是什么呢?抗炎饮食又需要怎么做呢?

炎症反应是免疫系统对身体组织损伤的正常修复过程。感染、创伤、毒素或过敏反应会激活急性炎症。急性炎症持续时间短,通常持续数小时至数天,易于愈合。然而,慢性炎症短则持续数周、数月,长则持续数年,会给免疫系统带来压力,并导致慢性疾病的发展。破坏细胞的正常功能,引发身体组织受损,危害身体健康,这是慢性炎症导致衰老和很多疾病的主要原因之一[1]。

慢性炎症反应往往伴随着某些特殊细胞因子水平的提升,比如白细胞介素-4(IL-4)、白细胞介素-6(IL-6)、白细胞介素-10(IL-10)和C反应蛋白(CRP)等,所以科学家们可以通过测量这几种细胞因子的浓度来判断慢性炎症的强弱。

很多研究表明,慢性炎症可以增加癌症、糖尿病、心脏病、代谢综合征、肥胖、炎性肠胃病、关节炎和阿尔茨海默病等多种慢性疾病的发病率[2]。慢性炎症在心血管疾病(CVD)的发展和相关死亡中起着重要作用[3]。

环境因素、生活压力、年龄增长等都会导致慢性炎症的发生。而食物作为外源性的物质,如果选择不当,也会激发免疫系统,引发慢性炎症。研究表明,食用水果和蔬菜可以降低炎症水平,而食用红肉会促使炎症发生。坚持健康的饮食模式,包括增加蔬菜水果、坚果和全谷物等植物性食物的摄入,有助于预防和管理心血管疾病[3]。

2009年，南卡罗来纳大学的研究人员构建了一种名为"饮食炎症指数"（DII®）的饮食工具，在此之前还没有任何工具可以衡量和评估整体饮食的炎症潜力。2014年，研究人员出版发表了第二代饮食炎症指数（DII）表单，并一直沿用至今。这份表单把常见食物按照促炎能力进行打分，得分越高，促炎能力就越强，得分越低，抗炎能力就越强，建议你多选择得分低的食物 [4] [5]。

饮食中炎症潜力的增加与心血管疾病风险及相关死亡率之间存在强有力的关联。因此，增加水果和绿叶蔬菜等抗炎成分的摄入量，减少加工肉类和含糖饮料等促炎成分的摄入量，在降低心血管疾病风险和相关死亡率方面发挥着重要作用。

研究表明，西方饮食模式与慢性炎症增加相关，而地中海饮食则与较低的炎症水平相关。此外，高纤维饮食、富含ω-3多不饱和脂肪酸的食物（如鱼类）、特级初榨橄榄油和绿叶蔬菜等也被认为具有抗炎作用。相反，高脂肪、高糖饮食和加工食品的摄入可能使促炎反应增加 [6]。

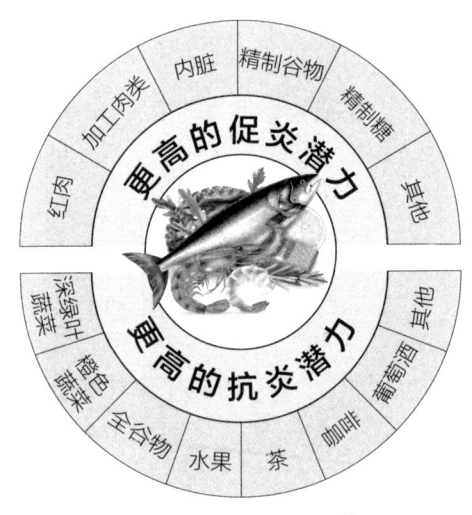

饮食模式与炎症的关系 [7]

抗炎饮食的核心在于选择那些能够降低炎症水平的食物，避免那些可能引发或加剧慢性炎症的食物。通过合理的饮食调整，可以有效减轻慢性炎症，从而降低多种慢性疾病的风险，并有助于延缓衰老过程。

抗炎食物和抗炎营养素

选择蔬菜、水果、全谷物、坚果、种子、豆类、富脂鱼和瘦肉等天然、加工程度低的食物可以降低炎症水平。大量科学研究已经证明了食物和营养素如何影响身体的炎症。

全谷物、水果、蔬菜和豆类中的膳食纤维具有抗炎作用，并能滋养肠道微生物群，这对免疫系统至关重要。ω-3多不饱和脂肪酸也因其抗炎特性而得到认可。美国心脏协会建议每周吃两次3盎司富含脂肪的鱼类，大概是85克。如果你不吃海鲜，特级初榨橄榄油中含有一种具有抗炎作用的类似化合物，是一个好的替代选择。水果、蔬菜和其他植物中的抗氧化剂、植物化学物质和生物活性化合物可提供能够减少氧化应激反应和炎症的必需营养素。

以下是一些最有效的抗炎营养素：

- 大豆食品中的异黄酮。
- 南瓜、胡萝卜和金瓜等橙色蔬菜中含有的β-胡萝卜素。
- 洋葱、羽衣甘蓝、西蓝花、苹果、浆果等中的黄酮醇。
- 富含脂肪的鱼类（鲑鱼、沙丁鱼、金枪鱼、大比目鱼、鲭鱼）、核桃和奇亚籽含有的ω-3脂肪酸。
- 柑橘类水果、西瓜和蔬菜中的维生素C。
- 富含纤维的全谷物。
- 香料，如生姜和姜黄。
- 黄酮，比如茄科红紫色蔬菜如茄子、辣椒和番茄中发现的色素。

减少食用会引发慢性炎症的食物很重要，包括精加工食品、不健康脂肪、高糖食品和精制谷物。这些食物中含有促炎化合物，会导致血糖水平飙升、引起胰岛素抵抗并破坏肠道微生物群。

为了控制炎症，应限制或避免食用：

- 精加工食品。
- 精制糖。
- 反式脂肪酸和饱和脂肪酸。
- 红肉和加工肉类。
- 油炸食品。

其实，地中海饮食、抗炎饮食、弹性素食、DASH饮食等饮食模式，都对抗炎有一定的帮助。

抗炎食物金字塔

美国医生安德鲁·威尔（Andre Weil）设计并提出了一个抗炎食物金字塔，也称为威尔博士的抗炎饮食。威尔博士毕业于哈佛医学院，是美国亚利桑那大学医学院的教授，在整合医学（Integrative Medicine）和自然疗法领域具有很高的知名度。同时，威尔博士的抗炎饮食也是《美国新闻与世界报道》（*U.S. News & World Report*）2025年发布的最佳饮食模式之一[8][9]。

抗炎食物金字塔一共分为12层，有16种抗炎食物，越靠近金字塔底层的食物日常摄入量应该越多，可以每天吃、每餐吃；越靠上的食物，日常的摄入量和占比应该越少，要限制摄入量。威尔博士强调吃新鲜食物、有机食物，避免和限制食用加工食品、快餐。

我们一起来看看抗炎食物金字塔中的16种抗炎食物。

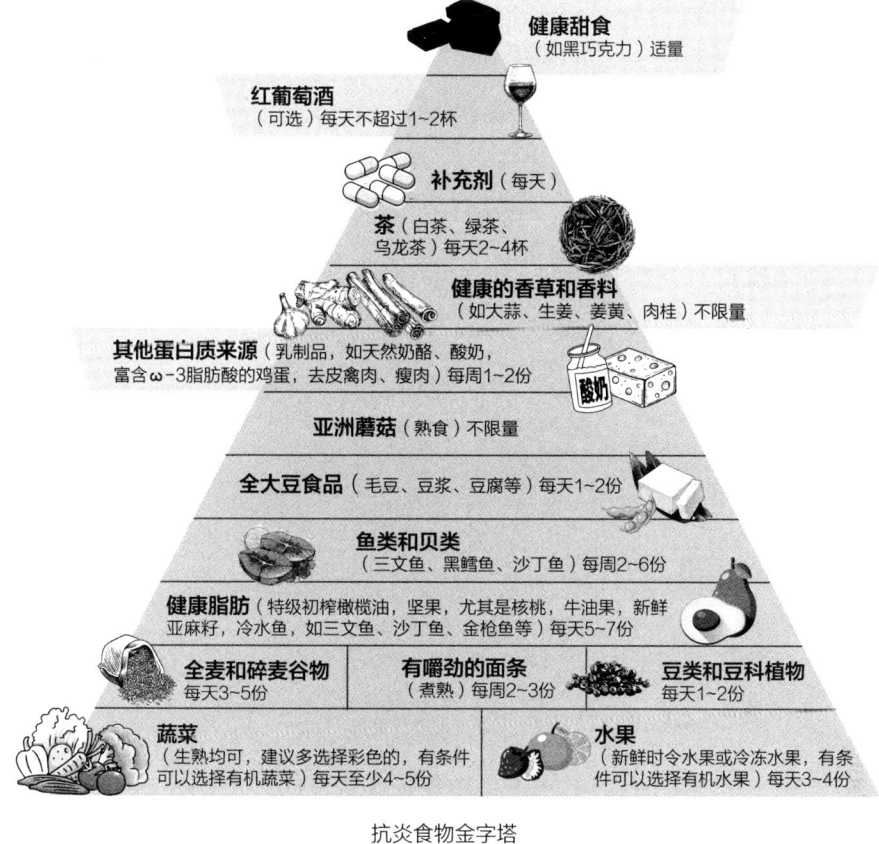

抗炎食物金字塔

- **健康甜食**
  - **食用量**：适量。
  - **健康选择**：无糖水果干、可可含量70%以上的黑巧克力、水果冰糕、冻水果。
  - **食用原因**：黑巧克力可提供具有抗氧化活性的多酚。选择至少含70%纯可可的黑巧克力，每周食用几次，每次约28克。
- **红葡萄酒**
  - **饮酒量**：每天不超过1~2杯。

- **健康选择**：有机红葡萄酒。
- **食用原因**：红葡萄酒具有抗氧化作用。限制每天摄入量不超过1~2杯（一杯约150毫升）。如果你本来没有喝酒的习惯，我也不建议你开始喝。注意，抗炎食物金字塔推荐的是有机红葡萄酒。

● 补充剂
- **服用量**：每天服用。
- **健康选择**：复合维生素/矿物质、辅酶Q10、鱼油、维生素D_3、姜黄素、硒等。
- **食用原因**：当你无法从饮食中获取每日所需的微量营养素时，补充剂有助于填补饮食中的缺口。

● 茶
- **饮用量**：每天2~4杯。
- **健康选择**：白茶、绿茶、乌龙茶。
- **食用原因**：茶含有丰富的抗氧化化合物，如儿茶素、茶多酚和L-茶氨酸，这些化合物具有抗炎和抗氧化作用。

● 健康的香草和香料
- **用量**：不限量。
- **健康选择**：姜黄、咖喱粉（含姜黄）、姜和大蒜（干的和新鲜的）、辣椒、罗勒、肉桂、迷迭香、百里香等。
- **食用原因**：推荐大家多使用天然香辛料，将其融入日常的烹饪中，它们含有很多抗氧化、抗炎物质。而且，天然香辛料可以提供复合的风味，减少盐的使用。

● 其他蛋白质来源
- **食用量**：每周1~2份（大约是1个鸡蛋，240毫升牛奶，28克奶酪，90 克去皮瘦肉或禽肉）。

- **健康选择：** 优质天然奶酪和酸奶、富含 ω-3 脂肪酸的鸡蛋、去皮禽肉、草饲瘦肉。
- **食用原因：** 一些富含蛋白质的食物，如鱼类和坚果，还含有其他的抗炎营养素。如果吃鸡肉，请选择有机、散养鸡，并去掉鸡皮和脂肪。适量食用有机乳制品，主要是酸奶和天然奶酪。如果吃鸡蛋，请选择富含 ω-3 脂肪酸的鸡蛋（使用富含亚麻粉的饲料喂养的鸡）或散养鸡下的有机鸡蛋。

- **亚洲蘑菇**
  - **食用量：** 不限量。
  - **健康选择：** 香菇、金针菇、舞茸、平菇等。
  - **食用原因：** 蘑菇含有很多可增强免疫力、抗氧化的物质，如麦角硫因、硒和多酚类化合物，这些成分能够有效中和体内的自由基，减少氧化应激反应对细胞的损害。

- **全大豆食品**
  - **食用量：** 每天 1~2 份（1 份相当于半杯豆腐或豆豉、1 杯豆浆、半杯煮熟的毛豆或 30 克大豆）。
  - **健康选择：** 豆腐、豆豉、毛豆、大豆、豆浆等。
  - **食用原因：** 大豆食品含有具抗氧化活性并可预防癌症的异黄酮，大豆异黄酮是一种天然的植物雌激素，具有抗氧化、预防病症、抗炎的作用。建议选择全大豆食品，而不是分馏食品（比如分离的大豆蛋白粉和用大豆分离物制成的仿制肉类）。

- **鱼类和贝类**
  - **食用量：** 每周 2~6 份（1 份相当于 120 克鱼或其他海产品）。
  - **健康选择：** 三文鱼、沙丁鱼和黑鳕鱼。

- ·· 食用原因：鱼类和贝类对于抗炎有许多好处，主要是因为它们不仅是优质蛋白质的丰富来源，而且还富含ω-3多不饱和脂肪酸。

- 健康脂肪
    - ·· 食用量：每天5~7份，约25~35克（1份相当于1茶匙油、2个核桃、1汤匙亚麻籽、28克牛油果）。
    - ·· 健康选择：特级初榨橄榄油和压榨葡萄籽油、坚果（尤其是核桃）、牛油果和种子（新鲜磨碎的亚麻籽）；冷水鱼（如三文鱼、沙丁鱼、金枪鱼等）。
    - ·· 食用原因：健康脂肪富含单不饱和脂肪酸或ω-3脂肪酸，尤其是ω-3脂肪酸，其能够抑制促炎症分子的释放，帮助降低慢性炎症的发生风险，有助于预防心脏病、关节炎等与炎症相关的疾病。如果你不吃鱼，可以选择鱼油补充剂，每天摄入2~3克DHA和EPA。特级初榨橄榄油富含具有抗氧化作用的多酚。

- 全麦和碎麦谷物
    - ·· 食用量：每天3~5份（1份相当于½杯约30克煮熟的谷物）。
    - ·· 健康选择：糙米、荞麦粒、大麦、藜麦、玉米、钢切燕麦（一种加工程度非常低的燕麦）等全谷物。
    - ·· 食用原因：全谷物是指未经精加工或仅进行去壳处理的谷物，保留了谷物的全部组成部分，即胚乳、麸皮和胚芽。这些部分提供了丰富的营养，包括膳食纤维、维生素、矿物质和植物化合物。全谷物消化缓慢，可降低血糖飙升的频率，从而减少炎症发生。

- 有嚼劲的面条
    - ·· 食用量：每周2~3份（1份约等于半杯煮熟的意大利面）。
    - ·· 健康选择：有机意大利面、米粉、粉丝、部分全麦和荞麦面，如日本乌冬面和荞麦面等。

- **食用原因**：原则是选择低 GI 的面条，它对血糖影响小，可以帮助最大限度地减少血糖水平的飙升，减少胰岛素的大量分泌。频繁发生的高血糖和高胰岛素水平与慢性炎症密切相关。

- **豆类和豆科植物**
  - **食用量**：每天 1~2 份（1 份相当于半杯煮熟的豆类或豆科植物）。
  - **健康选择**：如白芸豆、红豆、黑豆、鹰嘴豆、黑眼豆和小扁豆等。
  - **食用原因**：豆类是低 GI 的食物，富含叶酸、镁、钾和可溶性纤维。可以煮熟后直接食用，或将其制成糊状食用，如鹰嘴豆泥等。

- **蔬菜**
  - **食用量**：每天至少 4~5 份，总量约 340~500 克，各种颜色和种类兼顾。
  - **健康选择**：轻度煮熟的深色绿叶蔬菜、十字花科蔬菜（西蓝花、卷心菜、抱子甘蓝、甘蓝、白菜和花菜）、胡萝卜、甜菜、洋葱、豌豆、南瓜、海藻等。
  - **食用原因**：蔬菜富含具有抗氧化和抗炎作用的黄酮类化合物和类胡萝卜素。选择多种颜色的蔬菜，生吃或熟吃均可，尽可能选择有机蔬菜。

- **水果**
  - **食用量**：每天 3~4 份，建议总量控制在 200~350 克。
  - **健康选择**：覆盆子、蓝莓、草莓、桃子、油桃、橙子、粉红葡萄柚、红葡萄、李子、石榴、黑莓、樱桃、苹果和梨等低 GI 水果。

- **食用原因**：水果和蔬菜一样，富含维生素 C、维生素 E、类胡萝卜素和多酚等抗氧化物质，可以帮助中和自由基，减少氧化应激和炎症反应。选择多种颜色和当季新鲜或冷冻的水果。

- 水
  - **喝多少**：全天喝，至少 1500～1700 毫升，建议喝到 2000 毫升。
  - **健康选择**：全天喝纯净水或主要由水组成的饮料（茶、稀释果汁、柠檬苏打水等）。
  - **食用原因**：水对身体的整体功能至关重要，多饮水可以促进新陈代谢，维持肠道健康。

抗炎饮食入门实践

普通人想尝试抗炎饮食，其实也没有那么难。从"入门""进阶""资深"三个阶段逐步实践，就能轻松掌握抗炎饮食攻略，让身体享受健康饮食带来的积极影响。

- 入门：减少促炎食物摄入
  - **加工肉制品**：如香肠、火腿等，它们含有大量盐、防腐剂及亚硝酸盐等有害物质，长期食用会增加心血管疾病、某些癌症等慢性疾病发生风险。
  - **甜品饮料**：含糖饮料（如可乐、奶茶等）及高糖零食（如蛋糕、曲奇等），过量摄入会导致血糖快速升高，引起胰岛素抵抗，为细菌和病毒生长提供有利条件，增加肥胖、2 型糖尿病、心血管疾病等发病风险，同时干扰身体正常的炎症调节机制，促使身体产生更多炎症介质，加重炎症反应。

- 进阶：替换餐桌食物
  - 主食替换：选择燕麦、藜麦、糙米等富含膳食纤维的全谷物，它们有助于促进肠道有益菌生长，改善肠道屏障功能，阻止肠道内毒素和炎症因子进入血液循环，降低全身炎症水平。
  - 肉类替换：用瘦肉（如去皮鸡肉、瘦牛肉等）、鱼（如三文鱼、鲈鱼等）、豆类（如豆腐、豆浆等）代替脂肪含量高的红肉和加工肉，可抑制体内炎症因子产生，降低结直肠癌、心血管疾病等发生风险。
  - 食用油替换：用特级初榨橄榄油、亚麻籽油等富含单不饱和脂肪酸和 ω-3 多不饱和脂肪酸的食用油替换部分玉米油、大豆油等，有助于调整饮食中的脂肪酸比例，降低炎症风险。如果是亚麻籽油，切记低温凉拌，不能加热使用。
  - 蔬菜水果选择：多选择不同颜色的非淀粉类、低糖的蔬菜水果，如胡萝卜、番茄、彩椒、奇异果、黑莓等，它们含有丰富的抗氧化营养素，能够中和体内自由基，减少自由基对细胞的损伤，从而减轻炎症反应。
  - 调味品替换：用葱、蒜、姜等天然香辛料替代叉烧酱、烧烤酱等加工调味品，这样既能为菜肴增添风味，又能减少高盐、高糖及添加剂对身体的不良影响。
  - 烹饪方法改变：用蒸、煮、炖、炒等温和的烹饪方式替代油炸、煎烤等高温烹饪方式，这样能够更好地保留食物的营养成分，减少有害物质的产生，降低因烹饪带来的炎症风险。
- 资深：选择合适的零食和补充剂
  - 抗炎小零食：适量食用黑巧克力（可可含量 70% 及以上，不含代可可脂）、石榴汁、果醋、黑豆等，它们含有丰富的抗氧化和抗炎成分，有助于减少炎症因子的释放，改善肠道健康，降低炎症风险。

- **有益的补充剂：** 如巴西莓粉、姜黄粉、肉桂粉、生可可粉、ω-3脂肪酸补充剂等，它们含有丰富的抗氧化和抗炎物质，能够有效清除自由基，减少炎症反应，增强免疫力，促进心血管健康、关节健康，以及改善大脑功能等。

最后，还想告诉大家，所谓的"抗炎食物"确实有科学依据，但它们的作用是辅助性的，而非治疗性的。单靠某一种食物并不能消除身体的慢性炎症，但科学研究表明，富含抗炎成分的饮食模式可以帮助降低炎症水平。

同时，健康的饮食模式还需要与良好的生活方式（如运动、减压、充足睡眠）相结合，才是长期保持健康的关键。因此，不要盲目迷信单一食物的神奇效果，而应多选择天然健康的食物，关注整体饮食和生活方式的改善，身体才能更持久地受益。

CHAPTER 3

第三章

抗衰的运动处方

扫码获取
本章参考文献

3.1

运　　动

运动就是良药。

这句话一点都没错,特别是在对抗衰老方面。

运动是一种生活方式干预,已知具有抗衰作用,能够消除衰老的几个特征,包括与年龄相关的炎症、肌肉功能下降和血管系统退化等。

在与身体衰老最密切的生理变化中,心血管系统以及骨骼肌的变化,对我们整体身体健康影响最大,而运动可以缓解多系统的年龄衰退。

运动是指增强或维持身体整体健康的任何身体活动,它能通过肌肉活动促进全身各器官系统的功能,使体质增强、免疫功能提高、新陈代谢加快,同时能舒缓压力,对心脏、肺部、骨骼等系统疾病起到积极的预防作用,提高人体对外界环境的适应能力。

一般运动根据其对人体的整体影响,分为三种类型:有氧运动、无氧运动及拉伸运动。

- **有氧运动**

有氧运动是一种能够提高心肺功能的活动,通过增加氧气供应并改善肌肉中的氧气利用率来增加心肺系统的容量。这类运动通常持续时间较长,强度低到中等,比如散步、慢跑、游泳和骑自行车等。

有氧运动主要依赖于葡萄糖和脂肪作为能量来源,因此需要充足的氧气供应。

有氧运动主要使用红肌纤维,这种肌肉纤维对氧气的需求较高。

- **无氧运动**

无氧运动是指高强度、短时间的活动,通常不超过 60 秒。这类运动包括举重、短跑、跳跃等,不需要长时间的氧气供应。

无氧运动主要依赖于 ATP(三磷酸腺苷)、乳酸和肌糖原作为能量来源。

无氧运动主要使用白肌纤维,这种肌肉纤维能够快速利用葡萄糖和肌糖原产生能量。

- **拉伸运动**

拉伸运动是一种通过缓慢、有控制地伸展肌肉和韧带来增加柔韧性的活动,通常包括颈部、胸部、腿部和背部的拉伸运动。

拉伸运动有助于预防肌肉紧张和减少受伤风险,同时提高身体的灵活性和平衡能力。

3.2

有氧运动：保持好的心肺功能

衰老的主要标志之一，就是体能开始下降。我们的心肺功能也会因为各种原因而下降，心排血量降低，最大心率降低。而有氧运动是帮助我们保持良好心肺功能的关键。

有氧运动是指持续时间较长、强度适中、能够提高心肺功能的运动，包括跑步、游泳、骑自行车等。这类运动主要通过增加心脏泵血能力和肺部气体交换能力来提高身体的耐力和氧气利用效率。

简单来说，有氧运动的能力强意味着你身体向肌肉输送氧气的效率高，肌肉提取氧气的效率高，表现出来就是你跑步的距离更长，游泳的距离更长，身体的耐力更好。此外，有氧运动还能帮助你提高日常活动的能量水平，让你在日常生活中更有活力和精力去完成各种任务。

这里有一个指标你需要记住，就是最大摄氧量（VO_2max）。VO_2max是全因死亡率和疾病特异性死亡率的重要预测指标[1]。随着年龄增长，无论活动水平如何，男性和女性的 VO₂max 每 10 年都会下降 10%[2]。

VO₂max 代表了一个人可以利用氧气的最大速率，通常以每人每千克体重每分钟可以使用的氧气量来表示。VO₂max 的数值越大，代表你跑步或骑车的速度就越快，也就代表你能做的事情越多。这不仅与运动能力有关，也与寿命息息相关。

心血管疾病是全球范围内导致死亡的主要原因之一，而 VO₂max 是评估心肺功能的一个重要指标。它不仅在运动生理学中用于评估运动员的心血管系统功能限度和心肺健康状态，还在临床上用于评估患者的功能状态和治疗康复效果。VO₂max 被认为是预测全因死亡率和疾病特异性死亡率的一个强独立预测因素[3]。

较高的 VO₂max 可能与更好的健康状况和更长的寿命相关。

随着年龄的增长，我们的体力会逐渐下降，有氧运动能力（使用 VO₂max 指标衡量）也会随之下降。具体来说，大约每 10 年 VO₂max 会减少 4~5 毫升。这主要是因为心脏泵血的能力减弱了，同时血液在运动时携带氧气的效率也降低了大约 3%[4]。

除此之外，老年人的肌肉量降低，血管阻力增加，肌肉中的血管密度减少，血管功能出现问题，肌肉的血液循环和氧气利用能力也下降了。这些因素综合起来，就导致了老年人的运动能力会随着年龄增长而降低[4]。

但好消息是，定期运动可以显著提高任何年龄段人群的 VO₂max，从而可能增加寿命[3]。通过规律的训练，尤其是中等强度的有氧运动（≤ VO₂max 的 70% 或 ≤ 80% 最大心率），能够将 VO₂max 提高 10%~15% 或 0.5 升/分钟，运动能力也会增加，这对于延缓衰老有帮助。中等强度的有氧运动，还可以改善血管内皮细胞的功能，增强血管舒张能力，还有助于修复损伤的血管内皮[5]。

另外，也有大量研究发现，规律的有氧运动可以使体内超氧化物歧化酶、谷胱甘肽等抗氧化剂的含量增加，从而提高机体的氧化应激能力，减少自由基对机体的损伤[6]。

世界卫生组织建议，成人每周应至少进行 150～300 分钟的中等强度或 75～150 分钟的高强度有氧体力活动，或等效的中等强度和高强度有氧体力活动组合[7]。

为获得额外的健康益处，建议成人将中等强度的有氧体力活动增加到 300 分钟以上，或每周进行 150 分钟以上的高强度有氧体力活动，或等效的中等强度和高强度有氧体力活动组合[7]。

也有研究发现，定期锻炼的好处通常与人体的剂量反应有关。较高水平的中等强度至高强度运动与更长的预期寿命相关（≥ 450 分钟 / 周所获得的健康益处，明显高于国际建议的最低 150 分钟 / 周）[8]。

2024 年中山大学的研究团队也发现，高水平的中等强度体力活动，比如较轻松的游泳、骑自行车、跳绳、爬楼梯、瑜伽（节奏稍快）等，这些活动的持续时间与长寿呈正相关，每增加 1 小时的中等强度体力活动能使长寿的可能性升高 5%。但过于剧烈的体育活动会导致相反的效果，包括动感单车、有氧舞蹈、高强度间歇训练、大重量力量训练等，这其中主要影响因素是脂质，其中低密度脂蛋白胆固醇影响最大[9]。简单来说，适当强度的有氧运动有助于健康，但如果经常进行高强度的运动反而有损健康。

相反，如果一个人既不爱运动，又很喜欢久坐，在双重因素叠加之下，其全因死亡风险会大幅升高！但如果你无法避免每天长时间的久坐，那么每天进行 30～40 分钟的中等强度和高强度体育活动，就可以抵消 10 小时久坐给身体带来的负面影响，并降低全因死亡率[10]。

如何判断运动的强度？中等强度的有氧运动，就是你在运动时能说话和交谈，但有点喘的状态。在高强度运动时，说几个字就会喘得不行。选择一项自己喜欢的体育运动，每天坚持30分钟到1小时，比如骑自行车、健步走、跳操等。

如果你实在没这么多时间运动，也有研究发现，短时间的高强度运动（如5分钟跑步）与长时间低强度运动（如15分钟步行）在减少死亡率方面有相同的益处[3]。

常见的有氧运动包括跑步、骑自行车、游泳、椭圆机、跳绳、舞蹈、爬山、打球等。你可以根据自己的身体情况和兴趣爱好选择。

总之，能动起来是第一步。

3.3

抗阻运动：你不知道的抗衰利器

规律的中等强度有氧运动可以减缓心肺健康的年龄衰退，而定期抗阻训练，可以维持肌肉量，同时对跌倒、神经退行性变性疾病等也有很好的预防作用。

俗话说，"人老先老腿"。老年人最怕摔跤，这句话你肯定听过。从数据上来看，跌倒是老年人常见的严重问题之一，也是引起老年人伤害死亡的首要原因[1]。

拥有更多肌肉，相对来说，跌倒的风险就更低，也更不容易受伤。因为肌肉可以对身体起到稳固的作用，帮助骨骼维持直立和完整，降低跌倒风险。

我们身体的肌肉量通常在 25～30 岁后开始下降，到 80 岁时平均会损失 40% 的肌肉量[2]。这种持续的肌肉流失和缺乏运动会增加跌倒、骨折等风险，对老年人的生活质量构成威胁。

这里有个名词，你一定要记住，叫作"肌肉减少症"。通俗来说，就是"骨骼肌衰老"，这是一种与年龄增长相关的骨骼肌质量和肌力减退的疾病，表现出来就是肌肉量和力量的丢失，骨骼变得脆弱，关节变得不稳定。

这不仅影响肌肉本身，还会使患者日常生活能力下降，如行走、坐立、登高和举重物等活动变得困难，甚至导致平衡困难、容易摔倒，而这些和死亡率增加有关。

我们人体好比一辆汽车，随着时间的推移，车辆的各个部件会逐渐磨损，性能下降。随着年龄的增长，人体的肌肉也会逐渐流失，力量减弱。就好比车子老了不能再高速行驶或轻松爬坡一样，患有肌少症的人可能发现自己走路变慢，上楼梯变得困难，甚至进行简单的日常活动也变得吃力。因此，就像汽车需要日常的维护和检修来维持正常运行一样，人体也需要适当的运动、合适的营养补充来维持肌肉的健康和功能。

定期进行体育锻炼是预防和治疗这种与年龄相关的退化唯一有效的措施。有氧运动可将峰值耗氧量提高10%～15%，而抗阻运动，则通过克服外部阻力来增加肌肉力量、耐力和质量。从机制层面来看，运动通过减少炎症、促进合成代谢和蛋白质合成，可以抵抗肌少症[3]。

抗阻运动还可显著改善外周和肝脏的胰岛素敏感性，因为随着年龄增长，身体的肌肉量下降——这正是导致胰岛素敏感性降低的一个关键因素。因此，通过抗阻运动增加肌肉量，可以改善与年龄相关的胰岛素敏感性下降的问题。胰岛素敏感性下降会增加2型糖尿病、心血管疾病、脂肪肝、神经退行性变性疾病和肥胖相关癌症的发生风险[4][5]。

女性练肌肉，还能让皮肤饱满有弹性。2023年来自日本的一项研究发现，久坐不动的女性进行抗阻运动可以增加皮肤弹性，增加真皮层厚度，而胶原蛋白和弹性纤维都在这个部位，所以这有助于改善皮肤弹性和紧致度，减少皱纹，防止松弛。同时，学者还发现，抗阻运动可以降低血液循环中炎症因子水平，从而减缓皮肤衰老进程，改善皮肤的健康状态。抗阻运动通过增加微循环的血流量，还能提高皮肤的氧气和营养物质供应，改善皮肤光泽度，减少暗沉、色斑等情况[6]。

抗阻运动对骨骼健康具有显著益处，能够增加骨密度，减少骨质疏松的发生风险。骨量和骨强度的降低是衰老的特征，容易导致骨质疏松和骨折[3]。负重活动可以促进骨骼形成并延缓端粒缩短以及改善衰老相关的DNA甲基化模式。抗阻运动可以刺激骨骼中的成骨细胞活动，促进新骨的形成，从而增强骨骼的强度和韧性。这对于中老年人，特别是绝经后的女性来说非常重要，因为他们更容易出现骨质疏松[7]。

当然，抗阻运动最直接的效果就是提高肌肉的力量和功能。通过逐渐增加运动强度，可以使肌肉纤维得到锻炼和增长。这对于日常生活的各种活动，如搬运重物、上下楼梯等，都有很大的帮助，从而提高生活质量和独立性，减少受伤的风险。

根据国际衰弱与肌肉减少症研究会议工作组（ICFSR）制定的《老年人运动管理国际专家共识指南》，抗阻运动可改善肌肉力量和质量，是使老年人获益的重要运动形式之一。

如果你想在家锻炼身体，可以先从自重训练开始。自重训练是指利用自身重量作为负载的运动形式，比如深蹲、俯卧撑、平板支撑、弓步蹲、臀桥等。可以通过调整组数、重复次数和休息时长来控制训练强度。

等身体适应（如能无困难地完成自重训练10～15次/组）后，可以逐渐使用弹力带、哑铃、杠铃等辅助设备增加强度。建议初期请教专业人士确保姿势正确。

- **弹力带：**弹力带是一种使用方便且易于调节的训练工具，适合初学者和居家锻炼。可以通过调整弹力带的长度和厚度来改变阻力。
- **哑铃：**哑铃适合做多种动作，如卧推、深蹲、肩推等。可以根据自己的力量水平选择不同重量的哑铃。

- **杠铃：** 杠铃适合进行更高级的训练，如杠铃卧推、杠铃深蹲等。使用杠铃时需要注意安全，建议在专业人士指导下使用。

在训练安排上，建议如下。

- **运动频率：** 同一肌肉群训练每周 2~3 次，间隔至少 2 天，让肌肉有恢复时间。
- **运动强度：** 从你能举起的最大力量（1RM）的 40%~50% 开始，逐步提高到 60%~70%。可以这样估算，选一个较轻的重量，逐渐加重，直到你无法完成 15~20 次为止。这个重量就是你最大力量的 40%~50%。
- **组间休息：** 每组间休息 2~3 分钟。

另外，如果家里有儿童、青少年或者老人，需要特别注意。对于儿童和青少年，他们的身体还在发育中，适度自重训练有益于肌肉和骨骼健康，但需要注意动作和规范，避免过度训练。建议在专业人士的指导下进行训练，避免过度训练导致骨骼和肌肉损伤。而对于老年人，他们的肌肉力量和骨骼密度逐渐下降，平衡能力和协调能力也有所减弱，因此在进行自重训练时，更容易发生跌倒和骨折等意外。建议先找专业人士进行身体评估，然后从较轻重量开始慢慢进阶，尤其是有基础慢性疾病的老年人。

3.4

高强度间歇训练：提高线粒体的能量核心

除了纯粹的有氧运动和抗阻运动，近年来很流行的另一项运动就是高强度间歇训练，也叫作HIIT。

HIIT的核心在于高强度运动与低强度运动或短暂休息交替进行。比如，进行30秒的高强度跳绳，然后做1分钟的慢速跳绳或者短暂休息，重复若干次。

衰老的关键因素之一是心肺适能下降，肌肉力量和耐力下降。所谓心肺适能（CRF），是指人体的心脏、肺脏、血管、血液等组织的功能，我们也会用心肺适能来评估人体心血管机能或有氧能力[1]。2016年美国心脏协会发布科学声明，将CRF作为人体的第5大生命体征[2]。许多证据表明，低水平的CRF与较高的心血管风险发生率、全因死亡率和多种癌症的发生率密切相关。

HIIT对于抗衰具有显著的积极作用。它被认为是一种高强度、短时间的有氧训练。相关的系统综述表明，这种训练可以改善老年人静息心率、收缩压、心血管耐力、体脂率、肌肉力量、肌肉耐力和平衡等相关健康参数。同时，降低炎症和氧化应激水平，以及优化体成分，从而对抗衰过程中的多种生理退化现象[3]。

HIIT 的干预对于健康成人最大摄氧量的提升效果显著优于中等强度持续运动。学者发现，每周 3 次，持续 8 周的 HIIT 使 40 名健康女性受试者心输出量增加了 10%。相比基线水平，她们的最大摄氧量提高了约 7.2%[1]。

另外，针对老年人，HIIT 可以显著改善老年人的肌肉功率和下肢肌力，而且肌肉力量显著增加。HIIT 对于老年人的最大摄氧量、心肺功能、步态和身体成分也有改善。同时，还能降低老年人血糖含量，这对维持正常生理功能至关重要[4]。

多项研究显示，HIIT 可以增加骨骼肌中的线粒体数量，并改善其功能[5]。我们体内的每个细胞都含有线粒体。它们像微型电池一样发挥作用，为你的细胞提供能量。对比其他形式的训练，HIIT 更能提高人体的胰岛素敏感性。

研究显示，通过 HIIT 干预 6 个月后，65～85 岁人群大脑的认知能力也有显著的改善。它可以通过增加血流量、减轻神经炎症、提升神经营养蛋白水平等机制，改善老年人的认知能力，起到缓解和改善注意力、记忆力以及执行能力等认知能力衰退的情况[6][7][8]。

相比传统的稳定强度的持续有氧运动，HIIT 能在更短时间内达到较好的健身效果。而且能够达到与中等强度持续运动相同的心肺功能提升效果[4]。一般一次完整的 HIIT 可以控制在 10～30 分钟，非常适合忙碌没空进行长时间锻炼的人群。

另外，HIIT 真的可以降低生物年龄。一项随机对照试验发现，与不运动的对照组相比，一个月的 HIIT 可以降低 40～65 岁久坐成人的基于 mRNA（信使核糖核酸）的生物年龄测量值[9]。

你可能会好奇,怎么判断自己是否处在高强度运动状态呢?

在高强度运动阶段,运动强度通常要达到自身最大运动能力的70%~90%。这意味着你会感觉呼吸急促、心跳非常快,几乎难以进行正常对话,身体会有明显的疲劳感。而低强度运动阶段的强度一般是自身最大运动能力的30%~50%,主要起到恢复体力、调整呼吸的作用。

需要注意的是,在 HIIT 过程中,身体会有比较强烈的反应。你会明显感觉到心跳加速,呼吸急促且困难,肌肉疲劳感快速累积,可能在几轮高强度运动后就会觉得四肢无力、身体发热等。这些都是因为 HIIT 对身体的刺激较大导致的。如果做完一组运动后,身体没有这些明显的反应,那做的可能就不是 HIIT。

对于中老年人群,建议选择合适的运动方式,如自行车、游泳、快走或椭圆机等低冲击运动,这些运动相对安全。无运动基础的中老年人群需要定期进行基础体检,并在专业人士评估和指导下循序渐进地开展训练。

总之,运动就是良药,什么时候开始运动都不晚。

CHAPTER 4

第四章
衰老相关疾病的营养问题

扫码获取
本章参考文献

4.1 癌 症

癌症被认为是与年龄密切相关的一种疾病。随着年龄的增长,大多数癌症的发病率都会增加。全球癌症统计数据发现,大多数癌症类型,如肺癌、乳腺癌、结直肠癌、前列腺癌等,其发病风险在中老年人群中显著升高。

根据美国国立卫生研究院的统计数据,低于20岁的人群中,每10万人中的癌症病例低于25人,而到了60~84岁,每10万人中的癌症病例可达到1000人以上。

年龄越大,身体内积累的突变细胞也就越来越多,发生癌变的风险也会增加。同时,细胞还会受到诸如环境致癌物(如烟草烟雾中的化学物质、紫外线辐射等)的损伤。这些损伤如果没有得到及时修复,就会随着时间的推移不断积累,使细胞更容易发生癌变。

癌症,从严格意义上来说,其实并不是指具体某一种疾病,而是100多种不同疾病的通用名字。癌症类型通常以癌症起源的器官或组织命名,也可以用它们来源的细胞类型进行描述。虽然不同癌症各有特点，但它们都有个相似之处，就是癌症开始于单个细胞发生的基因改变，进而不受控制地生长、复制。大多数癌症需要经历几年或几十年后，才会发展到能被临床识别诊断的阶段。

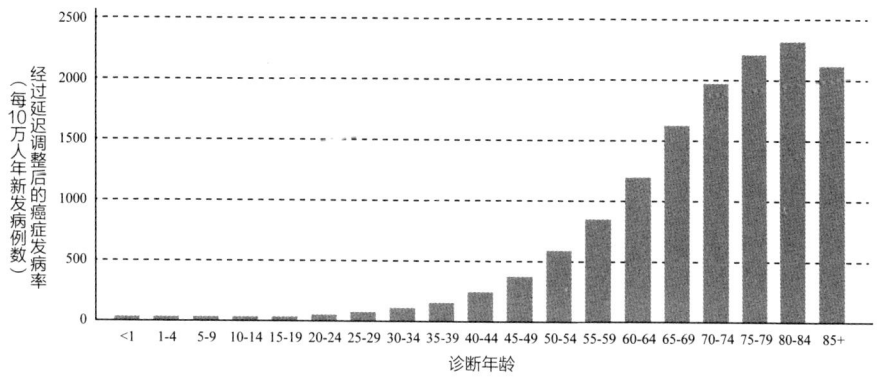

不同年龄的癌症发病率

图片来源：National Cancer Institute[1]

不过随着年龄的增长，85岁以上群体的患癌率相比于75~84岁是下降的。《自然》（*Nature*）杂志给出了可能的解释：当个体的年龄增长时，干细胞、祖细胞的数量与健康状态在不断下降，而这种具有干性的细胞是癌症起始所需的。这种变化打破了体细胞突变累积一直占上风的情况，因此降低了癌症发生风险[2]。

这一研究结论告诉我们，预防癌症要从年轻时开始。年轻时的生活方式、饮食习惯，比如吸烟、紫外线暴露和接触致癌物质，带来的癌症风险要比年老时大得多。等熬过了84岁，可能也就不那么容易得癌症了。

虽然癌症与年龄高度相关，但癌症并不是衰老的必然结果。只有5%~10%的癌症是家族性的，大多数癌症与多种环境因素有关，比如个人饮食习惯。所以，改善个人饮食习惯和生活方式，是一种积极实用、低成本高收益的预防癌症的方法。

世界癌症研究基金会（WCRF）、美国癌症研究所（AICR）指出，饮食和体力活动是癌症风险的主要决定因素，并给出如下10大防癌建议。

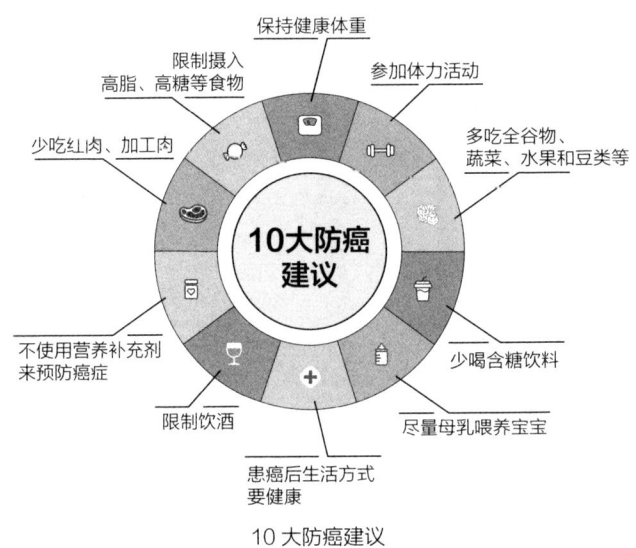

10大防癌建议

- **保持健康体重**

国际癌症研究机构（IARC）的一项研究得出结论，超重、肥胖者患以下13种癌症的风险较高：子宫内膜癌、食道癌、胃贲门癌、肝癌、肾癌、多发性骨髓瘤、脑膜瘤、胰腺癌、结直肠癌、胆囊癌、乳腺癌（绝经后）、卵巢癌和甲状腺癌。身体肥胖还会导致多种其他疾病，如2型糖尿病、血脂异常、高血压、脑卒中和冠心病，以及消化系统疾病和肌肉骨骼疾病。肥胖患者通常会患上多种此类疾病，从而导致其他类型的并发症。

- **参加体力活动**

体重增加是许多癌症的病因，体力活动或身体活动有助于防止体重过度增加，从而降低发生肥胖相关癌症的风险。因此，日常生活中应减少久坐和屏幕时间（指使用电子产品，如看手机、平板、电视等时间），应参加更多的体力活动。

任何形式的体力活动都有助于降低患癌症的风险，我们的目标是在日常生活中参加更多的体力活动，如快步走。《中国人群身体活动指南（2021）》对成人的运动建议[3]如下：

- 每周 150~300 分钟中等强度的有氧运动，或 75~150 分钟的高强度有氧运动，也可以两者组合。
- 每周至少进行 2 天肌肉力量练习。
- 保持日常身体活动，并增加活动量。

运动的中等强度，是你运动时能说话和交谈，但有点喘的状态。高强度运动时，说几个字都会喘得不行。

常见的有氧运动包括：跑步、骑自行车、游泳、椭圆机、跳绳、舞蹈、爬山、打球等。可以根据自己的身体情况和兴趣爱好选择。总之，动起来是第一步。

常见的无氧运动包括：卧推和深蹲，伸膝和屈膝，以及改变身体姿势、握力、手和脚位置的单侧和双侧运动，还包括坐位起立、上台阶等运动。

- **多吃全谷物、蔬菜、水果和豆类等**

含有膳食纤维的食物可降低患结肠直肠癌的风险，并防止体重增加、超重和肥胖。我们应让全谷物、蔬菜、水果、豆类（及豆制品）成为日常饮食的主要部分。每天至少吃 400 克各种非淀粉类蔬菜和水果，其中至少包含 30 克食物来源的膳食纤维。

- **限制摄入高脂、高糖等食物**

有证据表明，吃大量"快餐"和其他高脂肪、高淀粉和（或）高糖加工食品是导致体重增加、超重和肥胖的原因，因为这可能导致能量摄入过剩。建议日常少吃或不吃富含脂肪、淀粉和（或）糖的加工食品，包括"快餐"、许多预制菜、小吃、烘焙食品、甜点和糖果。

- **少吃红肉、加工肉**

红肉是营养物质的重要来源，尤其是蛋白质、铁、锌和维生素 B_{12}，但红肉并不是健康饮食的必需品。有证据表明，食用红肉或加工肉是患结直肠癌的原因。如果你吃红肉，建议每周最多吃 3 份，相当于 350～500 克熟肉，尽量少吃加工肉。

红肉是指哺乳动物身上的肌肉，包括牛肉、猪肉、羊肉、马肉等。

加工肉是指经过腌制、风干、发酵、熏制或通过其他加工方式以增强风味或利于保存的肉类。

加工肉包括火腿、萨拉米香肠、培根和其他一些香肠（比如法兰克福香肠和西班牙辣香肠）。新鲜香肠等碎肉有时（但并非总是）可能算作加工肉。

- **少喝含糖饮料**

经常饮用含糖饮料会导致体重增加，并增加超重和肥胖的风险。最好喝水或不加糖的饮料，如不加糖的茶或咖啡。果汁不宜大量饮用，因为即使不加糖，果汁也可能像含糖饮料一样导致体重增加。

- **限制饮酒**

饮酒是多种癌症的诱因，在饮酒量上没有安全值。所有类型的酒精饮料对癌症风险的影响都差不多，无论是啤酒、葡萄酒、烈酒（白酒）还是任何其他含酒精饮料，也包括其他酒精来源。除了癌症，饮酒还与 200 多种疾病和病症有关，包括肝病（肝硬化、脂肪肝、酒精性肝炎）、胰腺炎、传染病、心血管疾病、早期痴呆症等。大量饮酒与多种脑血管疾病风险增加密切相关，包括高血压、出血性脑卒中和心颤。总之，不建议饮酒。

- **不使用营养补充剂来预防癌症**

不建议使用高剂量的补充剂来预防癌症。对于大多数人来说,可以从健康饮食中获得足够的营养。然而,补充剂有时可能对特定人群有益:

- 50岁以上的人,如果身体吸收不了食物里的维生素B_{12},则可以补点维生素B_{12}。
- 贫血的人和准备怀孕或者已经怀孕的女性,可以补充铁和叶酸。
- 儿童、孕妇、哺乳期妇女,还有日常不怎么晒太阳或皮肤比较黑或居住在光照不足地区的人群,可能需要补充维生素D。

- **尽量母乳喂养宝宝**

母乳喂养可以保护母亲免受乳腺癌的侵害,同时可防止婴儿体重过重、超重和肥胖。反过来,母乳喂养又可以降低母亲因体重增加、超重和肥胖而患癌症的风险。

- **患癌后生活方式要健康**

美国马萨诸塞综合医院与哈佛大学研究人员的一项大规模研究显示,坚持健康的生活方式可以将癌症死亡率降低一半。

4.2

阿尔茨海默病

什么是阿尔茨海默病

阿尔茨海默病（AD）是一种常见的神经退行性变性疾病，与衰老有着密切的关系。根据世界卫生组织的统计，全球每3秒就有一例新诊断的阿尔茨海默病患者[1]。

中国拥有世界上最多的痴呆患者，阿尔茨海默病是导致痴呆的最常见原因之一。根据2019年发布的《健康中国行动（2019—2030）》，65岁及以上人群中阿尔茨海默病的患病率为5.56%，占全球患者的20%，高达1000万人，位居世界第一。到2050年，预计这一数字将超过4000万。

阿尔茨海默病主要是由于大脑中的神经细胞损伤引起的。大脑的神经元对于思考、行走、说话以及其他所有人类活动至关重要。阿尔茨海默病有多个进程，首先受损的是大脑中负责记忆、语言和思考的神经元。因此，最初的症状往往与记忆、语言和思考有关。尽管这些症状对患者来说是新感受的，但导致这些症状的大脑变化在症状出现前20年或更早时候就开始了。轻症的个体通常可以继续工作、驾驶和参与他们喜欢的活动，偶尔需要家人和朋友的帮助[2]。

然而随着时间的推移，更多的神经元受损，大脑的更多区域受到影响，此时患者往往需要家人、朋友和专业护理人员提供更多的帮助来完成日常活动，如穿衣和洗澡，并确保安全。最终，随着阿尔茨海默病的恶化，神经元的损伤会扩展到大脑中控制基本身体功能的部分，如行走和吞咽，此时患者就可能会卧床不起，需要全天护理。

阿尔茨海默病是致命的。

目前，阿尔茨海默病尚且没有治愈的方法，但有方法可以改善症状。研究表明，65岁及以上的患者在被诊断出阿尔茨海默病后，平均存活时间为4~8年，但有些人可以活到20年。

衰老对阿尔茨海默病的影响

衰老是引发阿尔茨海默病最重要的危险因素，特别是65岁以后。每10名65岁以上的人中，就有1人患有阿尔茨海默病。然而，与年龄相关的阿尔茨海默病易感的机制目前仍不清楚[3]。

在衰老过程中，大脑会发生一系列变化，包括神经元数量减少、树突结构和白质的变化、氧化应激、线粒体功能障碍以及炎症反应的增加等[4]。在阿尔茨海默病患者中，尤其突出的特征是β-淀粉样蛋白的沉积和τ蛋白的聚集。

想象一下，你的大脑里有很多小房间（神经元），这些小房间之间通过一些通道（突触）相互连接和沟通。β-淀粉样蛋白就像一些不应该堆积在这些通道里的垃圾。当这些垃圾堆积得越来越多时，就会形成一团一团的斑块，堵塞通道，妨碍神经元之间的正常沟通。这些斑块就是所谓的 β - 淀粉样蛋白沉积，它们被认为是阿尔茨海默病早期的标志之一。

τ 蛋白就像神经元内部的轨道，帮助维持神经元的形状和功能，确保内部物质能够顺利运输。在阿尔茨海默病患者的大脑中，τ 蛋白会发生变化，变得"纠结"和"扭曲"，形成一种叫作神经纤维缠结的结构。你可以把它想象成神经元内部的"轨道"变形了，导致运输系统失效，神经元无法正常工作，最终可能导致神经元死亡。

此外，衰老还会导致细胞内和细胞外微环境的系统性变化，这进一步促进阿尔茨海默病的发展。与年龄相关的血管因素也在阿尔茨海默病的发生机制中起到很大的作用，包括脑和全身血管及心脏的改变[5]。

尽管衰老与阿尔茨海默病具有许多相同的病理特征，但两者之间实际上存在明显的差异。比如，健康老化的大脑虽然也会出现一些与阿尔茨海默病相似的变化，但这些变化通常较小，并且不会导致认知能力的显著下降。

近年来的研究还发现，阿尔茨海默病可能在一定程度上加速衰老过程。比如，阿尔茨海默病患者的脑组织中衰老星形胶质细胞的占比较高，这些细胞会分泌炎症分子，进一步加剧神经退行性变化。此外，阿尔茨海默病患者的免疫系统功能会减弱，导致 β - 淀粉样蛋白的清除效率降低，从而加速了病理进程。

面对阿尔茨海默病，我们能做些什么

尽管年龄、遗传和家族史是无法改变的，但有些风险因素我们是可以改变或调整的，从而降低认知衰退和痴呆的风险，甚至有可能预防或延迟高达 40% 的人发病[2]。世界卫生组织、阿尔茨海默病协会以及美国国家医学院报告中都提到，这些可控的风险因素包括：增加体力活动、戒烟、提高教育水平、保持社交和精神活跃、控制血压和改善饮食习惯等。

● 心血管健康

大脑就像我们身体的指挥中心，它需要心脏和血管来提供能量和养分。如果心脏健康，它就能像一个强力泵，把血液送到大脑；如果血管健康，它就能确保把这些血液里携带着的氧气和营养，顺利送达大脑的每个部分，让大脑正常工作。

但是，如果血管变得不健康，比如变得硬邦邦的或者脆弱的，就会增加患心脏病的风险，同时也可能增加患阿尔茨海默病和其他类型痴呆症的风险。一些不健康的生活方式，比如中年时期体重增加、血压高或血压处于临界值（前高血压）、胆固醇高，都可能让血管不健康，从而影响大脑的健康。

● 戒烟、体育活动和饮食

吸烟会给大脑健康埋下隐患，增加患阿尔茨海默病和其他类型痴呆症的风险。而定期进行体育活动，比如跑步、游泳或者打球，可以给大脑健康加分，降低患病风险。

在饮食方面，选择对心脏有益的食物，可以帮助大脑保持健康，减少患阿尔茨海默病和其他类型痴呆症的可能性。因此应该多吃新鲜水果、蔬菜、全谷物、鱼肉、鸡肉、坚果、豆类，以及像橄榄油这样的健康油脂。同时，要尽量少吃那些含饱和脂肪酸的食物，比如肥肉和一些油炸食品，还有红肉和含很多精制糖的食品，比如甜饮料和糖果等。

此外，还有一些特定的饮食模式被认为对心脏健康非常有好处，也能帮助保护大脑，降低患阿尔茨海默病和其他类型痴呆症的风险，比如地中海饮食、DASH 饮食和 MIND 饮食。简单来说，吃得健康、勤于运动、远离烟草，会使你的大脑更健康，记忆力和思维能力更好。

- **提高教育水平**

研究表明，受过更多正规教育的人，比受教育时间短的人，患阿尔茨海默病和其他类型痴呆症的风险要小一些。这可能是因为教育能帮助人们在中年和老年时期保持较好的认知能力。这就像给大脑做了更多的脑力训练，即使大脑会出现一些变化，但出现的时间也会推迟。当然，这并不意味着教育能够阻止大脑中发生阿尔茨海默病相关的变化，它可以帮助大脑有效地应对这些变化，让症状不那么早显现出来。简而言之，多受教育能使大脑更"强壮"，即使面对挑战也能保持较好的功能。

- **保持社交和精神活跃**

保持社交和精神上的活跃，就相当于给大脑做"健身操"，这对大脑的健康非常有好处，能够降低患阿尔茨海默病和其他类型痴呆症的风险。社交活动，比如和朋友聚会、参加社区活动或者从事认知刺激活动，比如玩拼图、阅读、学习新技能，都能帮助大脑积累认知储备。即使大脑受到损伤，这些"储备"也能让大脑更好地应对，保持大脑功能，延迟阿尔茨海默病和其他类型痴呆症的出现。简而言之，保持大脑活跃，就像给大脑买了一份保险，可使它更健康、更强壮。

- **健康因素和健康行为组合**

研究人员发现，多种健康因素和行为的组合而非单一健康因素或行为更能帮助我们准确预测患阿尔茨海默病和其他类型痴呆症的风险。多种因素共同作用，更能保护大脑健康。

近年来，学者们也开始关注日常生活中多种活动对记忆衰退的影响。他们发现，同时参与多种活动，比如玩拼图和文字游戏、散步等，对记忆的保护效果比单独一项活动要好。这就像多种营养元素共同作用，比单一营养元素更有助于身体健康。

换句话说，随着年龄的增长，参与多种活动对大脑健康的益处会越来越明显。

综上所述，虽然阿尔茨海默病确实会随着年龄的增长而高发，但我们可以通过改变饮食和运动等生活习惯改善大脑健康状况，预防阿尔茨海默病的发生[6][7]。记得多用大脑哦！

4.3 帕金森病

帕金森病（PD）也是老年人群中常见的神经退行性变性疾病，平均患病年龄约为 60 岁。据《中国帕金森病治疗指南（第四版）》，我国 65 岁以上人群中，帕金森病的患病率约为 1.7%，患病人数超 300 万[1]。帕金森病已成为除心血管疾病和癌症外，严重威胁中老年人健康的"第三杀手"。

2016 年全球疾病负担研究报告显示，中国帕金森病患者的数量大约占全球帕金森病患者总数的 23%。据估计，到 2030 年，全球 50% 的帕金森病患者将是中国人[2]。

帕金森病和阿尔茨海默病

帕金森病和阿尔茨海默病都是老年人群中常见的神经退行性变性疾病，但两种疾病的发病机制和表现其实还是有很大不同的。

阿尔茨海默病和帕金森病的异同

特征	阿尔茨海默病	帕金森病
影响的大脑区域	海马区	黑质区
主要症状	认知能力下降	运动功能障碍
发病机制	β-淀粉样蛋白沉积，τ蛋白异常磷酸化	多巴胺能神经元损失，α-突触核蛋白聚集
治疗	胆碱酯酶抑制剂、NMDA受体拮抗剂	多巴胺补充、多巴胺受体激动剂
预防	认知活跃，健康饮食，控制心血管疾病风险因素	避免环境毒素，保持运动和健康的生活方式

帕金森病通常被归类为运动障碍性疾病，但它也包含了非运动症状。它是一种慢性、进行性的神经系统疾病，主要症状是肌肉僵硬、震颤，影响运动和活动能力。除了典型的运动症状，患者还可能出现疲劳、抑郁、认知功能障碍等非运动症状[3]。

帕金森病对患者的日常生活会造成明显影响，随着病情的发展，严重者甚至会完全丧失生活自理能力，个别还会丧失语言能力，患者常常因此处于孤独、寂寞、无助，甚至焦虑、抑郁的状态。

帕金森病的特征是多巴胺能神经元逐渐死亡。

衰老是特发性帕金森病最主要的风险因素，随着年龄的增长，人体罹患这种疾病的风险显著增加。黑质区是帕金森病患者的多巴胺能神经元丧失的主要部位，这一部位的细胞损失与运动症状密切相关[4]。帕金森病的典型特征是黑质致密部的多巴胺能神经元丧失，直接导致了运动功能受损。

随着年龄增长，黑质神经元的功能会逐渐下降，这主要是由于多巴胺代谢、线粒体功能和蛋白质降解等过程的衰退而引起的。这些变化会导致神经元损伤积累，最终可能引发帕金森病[4]。

虽然目前尚无治愈帕金森病的方法，但及早诊断和有效管理可以减轻症状，提高生活质量。预防帕金森病的措施包括以下几个方面[5]。

- **保持健康的饮食习惯**
  - 摄入富含抗氧化剂的食物，如浆果、深色蔬菜、坚果和全谷物，这些食物富含维生素C、维生素E和多酚等抗氧化剂，有助于减少氧化应激反应。
  - 适量摄入咖啡和咖啡因。研究表明，咖啡和咖啡因摄入与帕金森病风险降低有关，但应适量摄入，避免过量导致其他健康问题。
  - 虽然高尿酸水平与较低的帕金森病发病率相关，但是本身尿酸水平过高也会引起其他健康问题。因此建议日常保持均衡的饮食结构，可以适量摄入富含嘌呤的食物，如肉类、海产品，但避免过量[6]。
  - 限制乳制品摄入：高乳制品摄入与帕金森病风险增加有关。
- **进行适度的体育锻炼**
  - 定期进行中等强度的有氧运动，如快走、游泳、骑自行车，每周至少150分钟。
  - 进行肌肉和平衡训练，如瑜伽、太极和力量训练，这有助于减少跌倒风险并改善整体健康状况。
  - 保持身体活动，避免长时间久坐，定时站立和活动身体。
- **控制体重**

通过合理饮食和定期锻炼来控制体重，避免肥胖和代谢综合征，这些因素可能与帕金森病风险增加有关。

- **避免毒素暴露**
  - 尽量避免接触农药，特别是在农业活动中。
  - 尽量减少接触重金属和其他环境毒素，如锰。

- **注重心理健康**
  - 积极应对压力,通过冥想、深呼吸、瑜伽等方式减轻压力。
  - 保持良好的社交关系,积极参与社交活动,与家人和朋友保持联系。
  - 寻求心理健康支持,如果出现抑郁、焦虑等情绪问题,应及时寻求专业心理健康支持。
- **规律睡眠**
  - 建立规律的睡眠时间表,每天保持固定的入睡和起床时间。
  - 避免过度疲劳和睡眠不足,保证每晚 7～9 小时的高质量睡眠。
- **健康的生活方式**
  - 戒烟。虽然吸烟与帕金森病风险降低有关,但吸烟对整体健康有害,应避免吸烟。
  - 限制酒精摄入,过量饮酒会增加多种健康风险。
- **定期体检**

定期进行健康检查,特别是有帕金森病家族史的人群,应定期进行体检,早发现早干预。

4.4 糖尿病

近 30 多年来，我国糖尿病的患病率显著上升。糖尿病是一种由多重因素引起的高血糖症，随着高血糖对微小血管及末端神经管侵害的逐步发展，将会导致一系列严重并发症，如糖尿病肾病、糖尿病视网膜病变、糖尿病足、糖尿病神经病变等，甚至致残致死。

糖尿病（DM）是一类因胰岛素利用障碍（胰岛素抵抗）或分泌缺陷（β 细胞受损）引起的以高血糖为特征的代谢性疾病。世界卫生组织将糖尿病分为 4 种类型：1 型、2 型、特殊类型和妊娠期糖尿病。在所有糖尿病患者中，2 型糖尿病患者是最多的，占 90% 以上 [1]。

糖尿病的发病原因有很多，但 2 型糖尿病的患病率随着年龄增长而增高，在 65 岁以上人群中的患病率较高。由于饮食不当、缺乏运动、超重或肥胖等因素的增加，现如今 2 型糖尿病在少年儿童和年轻成人中也越来越常见。

上了年纪之后，人体中的各种细胞、器官和组织处理糖分和脂肪的能力就会越来越差，就像一台用久了的机器性能慢慢下降了。这种能力的下降，在医学上被称为退行性改变。与此同时，身体对胰岛素的反应越来越迟钝。胰岛素就像一把"钥匙"，能打开细胞的"大门"，让血液里的葡萄糖进入细胞，从而被身体利用来产生能量。但年纪大了以后，细胞对这把"钥匙"变得不那么敏感了，胰岛素就算来了，细胞也不太愿意开门让葡萄糖进来[2]。

不仅如此，老年人的胰岛 β 细胞分泌胰岛素的功能也变弱了。胰岛 β 细胞就像身体里专门生产胰岛素"钥匙"的工厂，工厂的生产能力下降，胰岛素的产量自然就少了。再加上老年人的骨骼肌质量也在降低，而骨骼肌是葡萄糖的"大仓库"，"大仓库"萎缩变小了，能装的葡萄糖就少了，进入骨骼肌组织的葡萄糖也就跟着减少了。血液里的葡萄糖没办法被正常利用和储存，只能一直留在血液里，这就导致血糖升高。长期血糖居高不下，会大大增加患糖尿病的风险。

此外，2 型糖尿病患者更容易患上与年龄相关的合并症，如心血管疾病和阿尔茨海默病。目前尚不清楚 2 型糖尿病与衰老之间的关系，是衰老引发糖尿病还是糖尿病导致衰老？但是，血糖控制不良或者糖尿病一定会加速衰老[3]。

好消息是，合理饮食和运动是预防 2 型糖尿病的基础。

合理饮食

对于所有年龄段的 2 型糖尿病患者，都建议健康饮食，特别是要注意减少摄入饱和脂肪酸、简单糖和盐，并根据体重控制目标调整食物分量及每日总热量摄入。

● 选择健康的碳水化合物

优先选择低 GI 的碳水化合物，低 GI 食物在消化过程中释放葡萄糖的速度较慢，不会导致血糖水平急剧上升，从而使胰岛素分泌的波动性减小，有助于维持血糖稳定。燕麦、糙米、全麦面包等都属于低 GI 食物，同时这些食物富含膳食纤维，能够延长胃排空时间，避免餐后血糖急剧上升。

每日至少摄入 25～36 克膳食纤维，特别是要保证摄入 10～20 克可溶性膳食纤维，这有助于控制糖尿病患者的血糖水平[1]。燕麦、大麦、糙米等富含 β-葡聚糖和其他可溶性膳食纤维，而苹果、梨、胡萝卜等食物中也含有一定量的可溶性膳食纤维[4]。

- **控制饱和脂肪酸、糖和盐的摄入量**

用不饱和脂肪酸代替饱和脂肪酸，饱和脂肪酸摄入量不超过总脂肪酸的 12%，反式脂肪酸供能不超过 2%。同时，每天的胆固醇摄入量不超过 300 毫克。游离糖或添加糖的摄入量应低于总摄入热量的 10%。对于大多数成人来说，这意味着每天的游离糖摄入量应不超过 25 克（约 5 块方糖），每日盐摄入量不超过 5 克[1]，大概是不到一啤酒瓶盖的量。

- **少喝或不喝含糖饮料**

含糖饮料含有大量易于吸收的简单糖分，如葡萄糖和果糖，这些糖分在体内会迅速转化为能量。含糖饮料中的高果糖成分会干扰肝脏的葡萄糖代谢，导致肝脏脂质增加，并抑制脂肪酸氧化。这种代谢紊乱会降低胰岛素敏感性，加重胰岛素抵抗。

- **三餐规律，优化进餐顺序**

吃饭这件事，其实藏着两个控糖密码[5]。

首先，给身体装上"定时闹钟"，每天在固定时间吃饭，就像给代谢工厂安排好排班表。这样不仅能提升胰岛素的工作效率，还能让全身的生物钟保持同步。试想如果工厂一会儿加班一会儿停工，那血糖管理肯定乱套。

其次，践行"舌尖上的顺序学"：同样一碗饭，换个顺序吃效果大不同。记住这个三部曲：先吃绿叶蔬菜（像卫兵一样形成保护网），再吃肉蛋豆（给胃里铺缓冲垫），最后吃主食（让糖分慢悠悠地进入血液）。

让膳食纤维和蛋白质给碳水化合物的吸收"踩刹车"。这就像先把海绵铺在杯底再倒水，能有效避免糖分一下涌进血液。研究显示，这种吃法有助于降低餐后血糖的波动，相当于自动给每顿饭加了降糖滤镜。

- 细嚼慢咽

吃饭速度越快总能量摄入越多，饱腹感越差，也容易引发胰岛素抵抗的发生。因为吃得太快，身体没有足够的时间分泌负责传递饱腹感信号的激素，因此容易导致过多的能量摄入，也就容易引起体重的增加。而体重增加就会导致胆固醇和血压升高，这些都是引发 2 型糖尿病的危险因素。

在每日总热量摄入不变的前提下，少食多餐，每餐的间隔时间短，能量摄入较少较分散，就可以减少每餐吸收的葡萄糖量，并使餐后血糖峰值降低[6]。需要注意的是，注意控制碳水化合物摄入总量，不要因为多餐反而吃得更多导致血糖波动。

- DASH 饮食、地中海饮食

DASH 饮食和地中海饮食是两种被广泛研究和推荐的健康饮食模式，它们都强调增加植物性食物的摄入，减少红肉和饱和脂肪酸的摄入，从而降低糖尿病风险。这两种饮食模式都强调多吃橄榄油、坚果、鱼类和全谷物，这些食物富含不饱和脂肪酸、膳食纤维和优质蛋白质，有助于控制血糖和血压，降低心血管疾病风险[7]。但是，对于已经是糖尿病患者的人群，还是建议在医生和专业人员的指导下并结合个人代谢目标和喜好，选择某一种饮食模式，同时监测血脂、肾功能及内脏脂肪的变化[1]。

- 可适当饮用咖啡

近年来，越来越多的人开始喝咖啡。喝咖啡可以预防 2 型糖尿病的发生。与不喝咖啡的人相比,每天喝咖啡的人糖尿病的发生风险可以降低 25%~31%。

咖啡因不仅能唤醒你的大脑,还能促进能量消耗,改善身体的炎症情况。咖啡里的镁元素能提高身体对血糖的控制能力,能指挥血糖有序进入细胞,提升胰岛素的工作效率。此外,咖啡中也富含很多抗氧化物质,如绿原酸、奎宁酸等,这些活性物质能提高胰岛素的敏感性,改善糖代谢的情况,从而让血糖水平更平稳。

适度运动

对于 2 型糖尿病患者,运动是生活方式干预的主要形式之一,这非常重要。根据《中国 2 型糖尿病运动治疗指南(2024 版)》,运动可以改善 2 型糖尿病患者的血糖、血脂、血压、体重及体脂率等多种代谢指标,还可以减少心血管疾病相关危险因素[8]。

中国 2 型糖尿病患者的体力活动水平普遍比较低,糖尿病患者运动的目的是降血糖、减重、增肌、减少心血管疾病的危险因素,改善生活质量,并调节心理状态。但作为 2 型糖尿病患者,运动前建议优先咨询医生或专业人士,做好运动前评估。

对于那些不常运动且血糖有问题的人,建议开始时选择有氧运动,比如快走、慢跑、游泳等。如果你属于容易得 2 型糖尿病的高风险人群,或者已经是糖尿病前期,那么通过每周至少 150 分钟的运动和调整饮食习惯,让体重减轻 5%~7%,可以帮助你预防或推迟糖尿病的发生[9]。

成年的糖尿病患者应该每周至少进行 3 次中等强度到高强度的运动,每次不少于 150 分钟,并且进行 2~3 次的力量训练,当然最好每天都能运动。如果你年轻或者体质较好,则可以尝试短时间高强度的训练,每周至少 75 分钟。

不同形式的运动对血糖的影响

运动类型	对血糖影响
有氧运动	运动时间、强度、用药量、心肺功能、营养状况和运动前血糖水平都会影响血糖； 通常中低强度的有氧运动有助于降低血糖
有氧运动和无氧运动结合	血糖是升高还是降低，取决于运动强度和持续时间； 在中等强度有氧运动中穿插高强度间歇运动有助于使血糖更快下降
有氧运动和力量训练结合	先进行力量训练再进行有氧运动有助于降低1型糖尿病患者低血糖的风险
无氧运动	可能会使血糖升高，因为身体释放更多升糖激素，产生更多乳酸； 血糖升高程度受运动强度和休息时间影响。

对于长时间坐在办公室的朋友们来说，经常站起来活动活动非常关键，这有助于更好地控制血糖、减少发生心脏病的风险，还能让人活得更久一些。已经确诊为2型糖尿病，尤其是身体对胰岛素不太敏感或者BMI偏高的朋友，建议每坐30分钟就起身动一动，不管活动强度大小，都可以更好地控制血糖。

从运动的时间上来说，不要在饥饿或饱食后运动，运动时间最好是餐后1~2小时，运动30分钟可以更好地降低餐后血糖峰值。可以选择低强度或中等强度的有氧运动，如快走、慢跑、游泳等。但具体执行前，还是建议根据个人健康状况咨询医生科学地综合评估。

4.5 肥　　胖

近年来，我国超重和肥胖人群的患病率持续上升，肥胖是大流行病，是近代世界范围内最重要的公共卫生问题之一。在 2013 年，美国医学协会将肥胖认定为一种疾病。目前统计显示，世界上有 21 亿人超重或肥胖。肥胖导致了各种疾病的发生和死亡，在我国肥胖也是第六大致死致残的主要危险因素[1]。

世界卫生组织将肥胖定义为对健康产生不良影响的异常或过度脂肪蓄积。BMI 被用来评估全身性肥胖。BMI = 体重（千克）÷ 身高²（米²）。BMI 指数 ≥ 30 千克/米²的个人定义为肥胖，而 BMI 指数为 25～29 千克/米²的个人被视为超重。

中国肥胖问题工作组建议将超重定义为 BMI 介于 24 千克/米²和 28 千克/米²之间，肥胖定义为 BMI ≥ 28 千克/米²。除了 BMI，还可以通过腰围来衡量，男性腰围 ≥ 90 厘米、女性腰围 ≥ 85 厘米为肥胖。腰围/臀围比（腰臀比）是另一个反映中心性肥胖的指标。不过腰围和腰臀比本身也会随着年龄增长而缓慢增加[2]。

根据《中国居民营养与慢性病状况报告（2020年）》，中国18岁以上成人超重率为34.3%，肥胖症患病率为16.4%。根据最新预测，至2030年，中国成人（≥18岁）超重/肥胖合并患病率将高达65.3%[3]。男性超重和肥胖的患病率高于女性，北方地区高于南方地区[1]。

研究表明，肥胖会增加许多慢性疾病的风险。肥胖与总体的死亡率增加有关，并且是发生多种合并症的重要风险因素。肥胖与2型糖尿病、心血管疾病、多种癌症、哮喘、慢性背痛、睡眠呼吸暂停等多种疾病有关。体重增加与疾病风险的发生呈正相关，即使体重只增加4.5~9.1千克，也会增加风险[4]。

肥胖和2型糖尿病除了会增加多种并发症的风险，还会导致认知能力下降，甚至可能导致痴呆症。中年时超重或肥胖可能比晚年超重或肥胖对随后的年龄相关认知衰退的危害更大[5]。虽然肥胖在致死和致病方面都是可预防的疾病之一，但在全球范围内其发生率仍持续上升。

人通常在30~70岁开始变胖，而且这种变胖往往不是因为体重增加，而是因为身体里的脂肪发生了变化。科学家们发现，随着年龄的增长，人体表面的脂肪，也就是皮下脂肪，会慢慢减少，但是体内脂肪，尤其是腹部脂肪却会增加[6]。看看周围，是不是肚子大的中年人越来越多了？

这种变化不仅仅让我们看起来有小肚子，更糟糕的是，这些肚子上增加的脂肪还会跑到其他部位，如肌肉、心脏、肝脏、胰腺和血管，增加很多其他慢性疾病的发生风险。

衰老与腹部变得更加肥胖有关，腹部肥胖是胰岛素抵抗和代谢综合征的主要诱因。此外，衰老还会导致腹部白色脂肪组织增加，这会显著影响胰岛素敏感性。进入退休年龄后，老年人的生活方式发生改变，可能导致慢性正能量平衡状态（长期能量摄入大于能力消耗），从而使过量脂肪组织堆积，这种情况会加速与年龄相关的疾病发展。

随着变老，我们的肌肉会变得越来越少，骨头也会变得更弱，肌肉变少是人变老的一个很明显的标志。这个过程是自然发生的，不管你是经常坐着不动，还是一直保持锻炼的习惯，你的身体机能都会随着年龄的增长而慢慢变差。如果你经常坐着不动，那么这个变老的过程可能会更快。

另外，对于女性来说，更年期会增加体重和脂肪量，特别是内脏区域，但会减少无脂肪量。无脂肪量，也称为瘦体重或去脂体重，是指人体中除去脂肪组织之外的组织和物质的总重量，包括肌肉、骨骼、内脏、水分等。脂肪沉积转移到身体中心（占总脂肪储存的 15%～20%）会导致腰围增大，肌肉量减少 [7]。这种变化与更年期女性体内雌激素的下降是紧密相关的。雌激素能够激活一种叫作卫星细胞的肌肉修复细胞，它可以帮助减少骨骼肌的炎症反应，从而缓解肌肉的退化和功能下降。

此外，不良的饮食习惯、吸烟、饮酒、睡眠及生物钟节律紊乱、环境雌激素等也会影响肥胖的发生。

肥胖的预防和干预措施 [3]

● 关注自身体重

对成人来说，定期测量体重是预防超重、肥胖的重要措施。人成年后总的体重增长最好控制在 5 千克以内，超过 10 千克则相关疾病的危险性会增加。对于成年的超重、肥胖者，应该控制体重增长或降低体重。可以将体重减少 5%～15% 及以上作为体重管理的目标，这有利于减少发生多种肥胖相关疾病的风险。

● 合理膳食

合理膳食是体重管理的关键，建议保持食物多样化并平衡膳食，根据不同年龄人群确定每天的能量所需，控制总能量摄入。但一定要满足每天的基础代谢需求，每天总能量摄入可以控制在 1000～1500 千卡，或保持 500 千卡的能量差。保持三大营养素的供能比：蛋白质 20%～25%，脂肪 20%～30%，碳水化合物 45%～60%。

各种饮食模式，包括热量限制饮食、间歇性禁食、DASH 饮食、地中海饮食等，都对体重控制有一定的帮助。

- **适当的身体活动**

适当的身体活动是体重管理的重要部分，日常我们应该保持一定的身体活动，减少久坐时间。根据《中国成人身体活动指南》，成人每周应至少进行 150 分钟中等强度的有氧运动（如慢跑、游泳、骑车等），或进行 75 分钟高强度运动（如快跑、打篮球、打羽毛球等），主动的身体活动每天至少达到 6000 步。

对于超重、肥胖者，建议采取有氧运动结合无氧运动的形式，还可以采用变换运动的方式或高强度间歇运动。有氧运动是减少身体脂肪的主要运动形式，力量练习可能加强超重、肥胖者的肌肉力量和身体功能，并获得其他健康益处。最好每天运动 30～90 分钟，每周运动 3～7 天，总计达到每周 200～300 分钟；抗阻运动每周 2～3 次，隔天进行。

肥胖已成为全球性的重大公共卫生挑战，对人类健康构成了严重威胁。从个体角度来看，肥胖不仅增加了多种慢性疾病的发生风险，还可能对认知能力和生活质量产生负面影响。然而，肥胖是可预防、可控的，通过关注自身体重、合理膳食以及适当的身体活动等综合干预措施，可以有效降低肥胖的发生率及其相关健康风险。我们每个人都应积极行动起来，采取健康的生活方式，共同应对这一全球性挑战，为提高全民健康水平贡献力量。

4.6
动脉粥样硬化和心血管疾病

心血管疾病是造成我国居民死亡和疾病负担的首要病因，也是全世界人最重要的死亡原因。而动脉粥样硬化与心血管疾病之间存在密切的关系，动脉粥样硬化是心血管疾病的主要病理基础。

动脉粥样硬化的危险因素

动脉粥样硬化被认为是衰老疾病，年龄增长是动脉粥样硬化发展的一个风险因素，也是最重要的危险因素[1]。

随着年龄的增长，血管内皮细胞功能逐渐下降，血管平滑肌细胞也表现出加速衰老的趋势。这些衰老过程导致血管结构和功能的改变，如血管弹性下降、内皮功能障碍以及炎症反应的增加，这些都加速了动脉粥样硬化的发生和发展。此外，衰老还会导致氧化应激水平升高，进一步加剧动脉粥样硬化。

不良生活方式也会促进心血管疾病的发生。也就是说，生活方式和行为习惯其实是造成这种疾病流行的重要因素。

其中有五个与心血管疾病密切相关的危险因素，包括：是否吸烟、体力活动水平、血脂控制水平、糖尿病、肥胖。这些都是患心血管疾病的独立危险因素，而且彼此之间还相互协同，有相互聚集性。相比没有任何危险因素的人，具有2种危险因素的人患心血管疾病的机会增加了4倍，而具有3种危险因素的人患心血管疾病的风险增加了8~20倍[2]。

心血管疾病作为一种可防可治的慢性非传染性疾病，生活方式干预是降低危险因素特别有效的方法。简单总结就是"合理膳食 + 身体活动"。

● **合理膳食**

合理膳食有助于预防心血管疾病，日常应该注意食物多样性，多吃蔬菜、水果、奶类、豆类，适量吃动物性食物。用不饱和脂肪酸替代饱和脂肪酸，控制油、盐、糖的摄入量。尽量少吃或不吃加工肉制品，包括香肠、培根、午餐肉、腊肉等。避免食用富含反式脂肪酸的食物，如糕点、蛋糕、奶油等。推荐以植物性食物为基础的素食，加上适量动物蛋白。

以植物性食物为基础的饮食方式强调优先考虑全植物食物，如蔬菜、水果、全谷物、坚果、种子、豆类和植物油等。这种饮食方式并不意味着完全杜绝非植物性食物，而是以植物性食物为主，适量搭配动物性食物，以达到营养平衡。

通过随访我国9.3万人队列发现，保持下面5个饮食习惯中任意2个及以上的，可预防5.1%成人发生心血管疾病[3]。

无心血管疾病及其他慢性疾病的成人参考饮食建议

食物种类	建议
谷物	超重、肥胖者应限制主食摄入量，控制总热量，多吃粗粮，如玉米、小米等，每周至少吃1~2次
新鲜蔬菜水果	≥500克/天，保证每天摄入300~500克蔬菜，多吃深色蔬菜（如深绿色、橘红色、紫红色蔬菜），每天摄入200~350克新鲜水果，不能以果汁代替
肉类	红肉，如猪、牛、羊肉，摄入量<75克/天
奶类	牛奶摄入量为150~300克/天，尤其低糖、脱脂乳制品
豆类及坚果	每天吃豆类25克左右，或者豆制品（如南豆腐125克，北豆腐75克，豆腐丝55克），坚果适量，每周吃50~70克
鱼类	≥200克/周，尤其深海鱼类
盐	<5克/天，烹饪时少放盐，也要少吃腌制食品以及黄酱、腐乳等，还可以选择"低钠盐"
食用油	每天不超过20克，多选用茶油、橄榄油、菜籽油、葵花籽油、亚麻籽油等
茶	每个月喝茶50克以上，绿茶最佳

表格来源：《中国心血管病风险评估和管理指南》[4]

- **增加运动**

缺乏运动已成为我国心血管疾病死亡和疾病负担的主要危险因素之一。增加运动，短期内就可以获得明显的健康收益，如减轻焦虑情绪、改善睡眠、降低血压等[5]。心血管健康与运动的强度、频率、持续时间和运动总量之间存在显著关联，保持每周≥150分钟的中等强度运动或每周≥75分钟的高强度运动，可减少成人心血管疾病发病风险1.4%[6]。

推荐成人每周应当保证至少150分钟的中等强度有氧运动，像快走、慢跑、骑自行车等。也可选择每周进行75分钟的高强度有氧运动，如快速游泳、跳绳等，这些运动能在较短时间内提升心率，增强心肺功能。倘若由于各种原因，无法达到上述标准，那也尽量避免长时间久坐。每间隔一段时间起身活动，简单地伸展或走动几分钟，都能在一定程度上缓解久坐带来的不良影响。

65岁及以上老年人，如因健康状况不能达到推荐的运动水平，应尽可能在身体条件允许的情况下适度进行身体活动，仍有健康益处。

- 控制 BMI 和腰围

超重和肥胖，包括以腹部脂肪堆积为特征的中心性肥胖，是高血压、糖尿病、心血管疾病及其他代谢性疾病的潜在危险因素。腹内脂肪（脂肪储存在腹部）比皮下脂肪带来更高的心血管疾病风险，测量腰围是反映腹部脂肪堆积的简便方法，85厘米≤男性腰围<90厘米、80厘米≤女性腰围<85厘米，可定义为中心性肥胖前期。男性腰围≥90厘米、女性腰围≥85厘米，可定义为中心性肥胖。

我国队列研究表明，保持BMI<25.0可让成人心血管疾病发病风险降低5.0%。但BMI水平并非降得越低越好，体重过轻（BMI<18.5）的成人全因死亡率也显著升高。建议成人将BMI保持在正常范围，即18.5≤BMI<24.0，男性腰围<85厘米，女性腰围<80厘米。

- 避免吸烟

吸烟与心血管疾病风险增加相关，国内外研究均表明，吸烟会增加冠心病、脑卒中等心血管疾病发病和死亡风险，呈剂量反应关系[4]。每天吸烟超过20支的人心血管疾病风险升高2~3倍。被动吸烟也会增加心血管疾病风险。另外，吸电子烟、无烟烟草和低焦油香烟不会降低心血管疾病风险。同时，大量研究证实，戒烟可以延长寿命，降低心血管疾病风险。因此，强烈建议吸烟人群尽早戒烟，同时避免二手烟暴露。

- 避免饮酒

饮酒对心血管系统有多种影响，心血管疾病风险与饮酒量之间存在U形曲线关系。适度饮酒，可能降低心血管疾病的总体风险，这个"适度"的量，指每天不超过1~2杯葡萄酒，或1~2杯蒸馏性烈酒，或1~2瓶啤酒。但每天 3 杯或以上酒精饮料会增加患高血压、心脏病、充血性心力衰竭、多种消化道癌症和出交通事故的风险。

- **血脂检测和控制**

血脂异常的主要危害是增加心血管疾病风险。甘油三酯和低密度脂蛋白胆固醇与心血管疾病风险呈正相关，并具有剂量反应关系，降低低密度脂蛋白胆固醇可显著降低心血管疾病风险。因此，降低低密度脂蛋白胆固醇是血脂控制和干预的目标[1]。

另外，许多研究发现高密度脂蛋白胆固醇与心血管疾病风险之间存在反比关系。也就是说，降低高密度脂蛋白胆固醇会增加心血管疾病的风险。因此，低高密度脂蛋白胆固醇也被定义为心血管疾病的独立危险因素。

另外，甘油三酯水平升高虽然也与心血管疾病风险相关，但是关联的证据强度没有低密度脂蛋白胆固醇和高密度脂蛋白胆固醇的可靠。

此外，高血压、糖尿病、糖耐量异常、高压力状态、大气污染等因素也是心血管疾病的危险因素。

作为普通人，我们可以通过中国学者开发的心血管疾病风险评估工具，了解自己的心血管疾病风险。登录手机 App "心脑血管风险"，通过在线评估，你可以方便、快捷地计算出个人的心血管疾病 10 年风险和终生风险[4]。

总体来说，年龄的增长是心血管疾病风险的不可控因素，但我们可以保持健康的生活方式预防或延缓心血管疾病的发生，比如不吸烟，有目标地运动，维持适宜的体重和腰围，采用对心脏有益的饮食模式（如地中海饮食或 DASH 饮食），等等。

♥ 心血管病风险评估

01	性别			○男 ○女
02	年龄（岁）			20-85
03	现居住地区			○南方 ○北方 （以长江分界） ○城市 ○农村
04	腰围（cm）（测量肚脐以上1cm处）			50-130
05	总胆固醇	✓ mg/dl	○ mmol/L	80-400
06	高密度脂蛋白胆固醇	✓ mg/dl	○ mmol/L	20-130
07	当前血压水平（mmHg）		收缩压 舒张压	70-200 40-140
08	服用降压药			○是 ○否
09	患糖尿病			○是 ○否
10	现在是否吸烟			○是 ○否
11	心血管病风险评估（指父母、兄弟姐妹中有人患有心肌梗死或脑卒中）			○是 ○否

提交

☺ 温馨提示：本工具仅用于心血管病风险的初步评估，不能代替临床诊断，具体治疗措施请咨询专业医师。

心血管疾病风险评估

4.7 骨质疏松

骨质疏松是一种骨骼疾病，尤其在绝经后女性和老年人中常见，它涉及多种发病因素，包括骨量流失、微结构损伤、钙和维生素 D 代谢障碍等。

随着人口老龄化，骨质疏松逐渐成为全球 50 岁以上男性和女性普遍易感的健康问题，因为它会导致残疾和脆性骨折。骨质疏松患者易发生髋部和脊椎骨折，而这些骨折会导致死亡率显著增加[1]。

根据世界卫生组织的定义，骨质疏松是一种全身性骨骼疾病，其特征是骨量减少和骨组织微观结构恶化，使骨脆性和骨折风险增加。形象的解释就是，骨头上好像有很多小孔，这些小孔逐渐增多、增大，使得原本坚固致密的骨质变得如同被虫蛀过的木头一般，内部结构变得疏松脆弱。

骨质疏松性骨折也是全球性的巨大问题。骨质疏松性骨折的主要类型有：髋部骨折、脊椎骨折、前臂远端骨折，其他骨骼部位也会出现骨质疏松性骨折，包括胫骨、肋骨、骨盆、肱骨、锁骨、腓骨等。骨质疏松性骨折,尤其是髋部骨折,可能是骨质疏松带来的致命后果,因为它会导致严重的健康问题(如功能障碍和并发症)以及术后较高的死亡率。

在中国,目前最常用的骨质疏松诊断方法是根据世界卫生组织的诊断标准,用双能X射线吸收仪(DEXA)测量骨矿物质密度(BMD,简称"骨密度")。世界卫生组织将骨质疏松定义为BMD低于年轻健康女性平均值2.5个标准差(SD)[1]。世界卫生组织的定义强调了骨质疏松不仅与骨密度降低有关,还与骨组织微观结构的恶化密切相关,这增加了骨折的风险。

骨质疏松的危险因素

骨质疏松有很多危险因素,一些是我们无法控制的,而另一些是我们日常可以控制风险的。性别、年龄、种族等都是不可控的高风险因素。

- **性别**

女性的骨骼比男性更小更薄,每3名女性中就有1名患有骨质疏松。绝经后雌激素水平骤降,破骨细胞活性增强,骨吸收加速,骨量快速流失。因此,绝经后女性,50~70岁年龄段,骨质疏松患病率远高于同龄男性[2][3]。

- **年龄**

年龄是骨质疏松的主要风险因素之一。随着年龄增长,骨细胞逐渐衰老,其代谢活动虽然仍然活跃但不再分裂,这种现象被称为细胞衰老。此外,衰老还会导致成骨细胞数量减少和功能下降,这进一步加剧了骨质流失。70岁以上人群,无论男女,骨质疏松患病率都会显著上升。

- **种族**

白种人和亚洲人发病率高于黑人。白种人骨密度峰值相对较低,亚洲人受遗传、生活方式等影响，年轻时骨量积累不足，年老后更易发病。

- **家族遗传**

若家族中有骨质疏松患者，个体发病风险会增加。遗传因素影响骨密度、骨结构和骨代谢相关基因，70%～80%的骨密度差异由遗传决定。

- **体重与身高**

以往的医学观点认为，大体重能缓冲跌倒冲击力，降低髋部骨折风险，是骨骼的保护因素。但如今很多调查发现，高BMI，尤其是超重人群，反而是骨质疏松的易发人群。另外，高个子比矮个子的骨质疏松风险更大。

下面是一些可控的危险因素[4]。

- **不健康的生活方式**
  - 吸烟：长期吸烟，香烟中的尼古丁等有害物质会干扰骨代谢，致使骨量减少。
  - 过量饮酒：酒精会影响钙的吸收与利用，同时损害成骨细胞功能，不利于骨骼健康。
  - 缺乏运动：骨骼若得不到足够的刺激，骨量就会逐渐流失。长期卧床或久坐不动的人群，其骨量丢失速度会更快。
  - 过量摄入咖啡因：大量饮用咖啡或其他含咖啡因饮品，会使尿钙排出增加；同时，咖啡因还可能抑制肠道对钙的吸收，长期过量摄入，会打破骨钙平衡，导致骨量流失，增加骨质疏松风险。比如每天饮用咖啡超过3杯（每杯约150毫升）且长期保持此习惯的人群，患骨质疏松的概率相对更高。

- **营养失衡**
  - 钙摄入不足：钙是维持骨骼健康的关键元素，长期摄入不够，会影响骨矿化，降低骨密度。

- **维生素 D 缺乏**：维生素 D 可促进钙的吸收和利用，维生素 D 缺乏会导致钙吸收出现障碍。
- **蛋白质缺乏**：长期蛋白质摄入不足，会影响骨基质的合成，从而降低骨骼强度。

● 疾病影响

- **内分泌疾病**：如甲状旁腺功能亢进，甲状旁腺激素分泌过多，会加速骨吸收。
- **风湿免疫性疾病**：如类风湿关节炎，炎症因子会破坏关节周围的骨质。
- **胃肠道疾病**：如炎症性肠病，会影响钙、维生素 D 等营养物质的吸收。
- **药物副作用**：长期使用某些药物会增加骨质疏松风险，如糖皮质激素，会抑制成骨细胞活性，增加钙的排泄，导致骨量丢失；又如抗癫痫药物，会干扰维生素 D 的代谢，影响钙的吸收和骨代谢。
- **2 型糖尿病**：患 2 型糖尿病的绝经后非肥胖女性，骨密度通常较低，骨质疏松发生率更高。

● 身体成分

- **肌肉量过少**：肌肉与骨骼紧密相连，肌肉在运动时会对骨骼产生刺激，促进骨骼生长和维持骨密度。当肌肉量过少时，对骨骼的刺激不足，骨量会逐渐流失，增加骨质疏松风险。比如长期卧床或缺乏运动导致肌肉萎缩的人群，其骨骼因缺少肌肉牵拉刺激，更易出现骨质疏松。
- 肌少症与骨质疏松之间也存在复杂的相互关系。肌肉减少症是指随着年龄增长，肌肉量减少和力量减弱，而骨质疏松则表现为骨密度下降和骨折风险增加，两者在老年人群中常常同时出现，并且相互影响。肌少症会导致骨骼肌功能下降，进而影响骨代谢，增加骨质疏松风险[5]。

- **脂肪分布异常**：过多的腹部脂肪，即中心性肥胖，可能会引发一系列代谢紊乱。脂肪组织会分泌多种细胞因子，影响骨代谢平衡，促进破骨细胞活性，抑制成骨细胞功能，进而导致骨量减少。此外，某些脂肪因子还可能干扰激素信号传导，间接影响骨骼健康。
- 研究还表明，衰老过程中氧化应激和晚期糖基化终末产物（AGE）的积累也会对骨质产生负面影响。氧化应激会损伤骨细胞，而 AGE 的积累则会干扰骨重塑过程，增加骨质疏松风险。

预防骨质疏松的重要建议

预防骨质疏松，保持良好的饮食习惯和生活方式极为重要[1]。

成人每天摄入 800 毫克钙，有助于达到峰值骨量。绝经后的女性以及老年人，每天钙的摄入量应至少达到 1000 毫克。每 100 毫升牛奶中钙含量为 100～120 毫克，酸奶的钙含量与牛奶类似。100 克绿叶蔬菜如菠菜、小白菜，钙含量也大概为 100 毫克。每天喝 2 杯（约 500 毫升）牛奶，再吃 300 克绿叶蔬菜，基本能摄入接近 800 毫克的推荐量。

维生素 D 对钙的吸收不可或缺，其在维持骨骼健康方面的关键作用日益凸显，所以补钙务必与补充维生素 D 同步进行。充足的日照能促进皮肤合成维生素 D，同时建议老年人每天补充维生素 D 600～800IU，对于骨质疏松患者，建议每天补充 800～1200IU。

运动对于预防骨质疏松的意义重大,益处众多,如助力达到峰值骨量、降低患病风险、增强或维持骨骼强度等。推荐的运动项目包括散步、慢跑、有氧运动、爬楼梯、田径或球类运动、跳舞、打太极拳等。

另外,预防跌倒、戒烟、控制酒精摄入也同样关键。每个人都要清楚,骨质疏松并非特定人群的"专利",这是一种在脆性骨折发生前悄无声息存在的疾病。

4.8

骨关节炎

骨关节炎（Osteoarthritis，OA）是一种与年龄密切相关的退行性疾病。骨关节炎的患病率随着年龄增长而逐渐增加，60～69岁人群患病率为27.13%，70岁及以上人群患病率更高，在70～79岁达到峰值[1][2]。随着年龄的增长，关节软骨细胞的功能逐渐下降，它们的"工作能力"变差了，如繁殖新细胞的能力减弱、分化能力降低，细胞死亡的速度也加快了。这些变化让关节软骨慢慢变坏，最后引发炎症，导致关节不好使。

无论是年轻人还是老年人，肥胖、关节损伤、遗传和关节畸形等都是骨关节炎的常见危险因素。在急性关节损伤（如前交叉韧带撕裂）后，老年人患骨关节炎的速度比年轻人更快。而半月板和关节韧带的退行性变化、骨转换增加以及关节组织钙化则在老年人群中更常见。其中，半月板损伤是骨关节炎的主要危险因素；关节组织，尤其是软骨和半月板内的钙化和晶体形成风险，会随着年龄的增长而增加。

在衰老过程中，细胞衰老是关节炎发病的重要机制之一。细胞衰老就像机器里的一些零件变得老旧,不能再像以前那样工作了。衰老细胞不仅停止了正常的工作,还会释放一些化学物质,这些化学物质就像小小的火种,慢慢让周围的组织发炎,从而导致关节疼痛和肿胀。这些衰老细胞还会影响周围的细胞,就像老旧的零件会磨损其他零件一样,让更多的细胞变得老旧,从而加速整个关节的退化。

此外,随着衰老的发生,人体内会产生更多自由基,其会破坏细胞内环境稳定性,从而加速关节软骨的退化和炎症反应。关节软骨是关节中一种光滑的、有弹性的组织,它能帮助我们的关节顺畅地移动。当这些软骨被破坏时,关节就会变得僵硬和疼痛。

但其实骨关节炎并不是衰老的必然结果,不是所有老年人都会患骨关节炎,也不是所有关节都会受到同样程度的影响。

在骨关节炎患者中,关节软骨的退化和损失是一个主要特征。有时骨关节炎被归因于"磨损"[3],但它并不是简单的关节老了或者磨损了。实际上,它的发病机制更为复杂。人老了,肌肉和骨骼会变弱,这本身不会直接导致骨关节炎。只有当身体有其他问题,比如肌肉量变少、身体的平衡感变差,或者关节内的细胞和组织出了问题,才会得骨关节炎。通过下表,我们可以直观地发现正常关节老化和骨关节炎的差异。

正常关节老化和骨关节炎的差异 [4]

特征	正常关节老化	骨关节炎(OA)
软骨厚度和完整性	软骨厚度减少,但保持相对完整	局部区域软骨表面纤维化,可能完全丧失完整性
糖胺聚糖(GAG)含量	GAG 含量降低	GAG 含量显著减少,甚至完全消失
胶原蛋白交联	随着年龄增长,晚期糖基化终末产物(AGE)引起胶原蛋白交联增强	胶原蛋白交联通过独特机制(如赖氨酰氧化酶)显著增加

续表

特征	正常关节老化	骨关节炎（OA）
软骨细胞密度和分布	软骨细胞密度随年龄降低	组织损伤部位附近出现软骨细胞"簇"，可能尝试修复
细胞外基质代谢	细胞外基质基因表达和合成水平降低	软骨细胞高度活跃，基质合成和分解代谢均增加
滑膜变化	无明显滑膜炎症或肥大	出现滑膜炎症和肥大
骨量和骨密度	骨量和骨密度随年龄下降	软骨下骨变厚

如何预防骨关节炎的发生

虽然年龄是骨关节炎的独立和主要的危险因素，但是我们仍然有很多调整手段，包括生活方式的调整、饮食管理、运动计划以及避免高风险的行为，尽可能防止它的发生。

● 控制体重

肥胖是骨关节炎的重要风险因素，尤其是膝关节和髋关节。体重减轻可以显著降低骨关节炎的风险。BMI 每降低 1，患骨关节炎的风险可以降低超过 50%。因此保持适宜的体重是预防骨关节炎的关键措施之一[5]。成人应该维持适宜的 BMI 范围，即 18.5～23.9。

● 健康饮食

合理的饮食有助于维持健康体重，并且提供骨骼健康所需要的营养素。建议保证充足的钙和维生素 D 摄入，每天保证乳制品、绿叶蔬菜的摄入；建议减少钠的摄入，这有助于减少钙的流失，降低骨质疏松风险[6]。

● 规律运动

适当的运动可以增强肌肉力量，改善关节灵活性，并减轻体重。推荐步行、游泳、打太极拳等低冲击性的运动。打太极拳被证明对膝关节骨关节炎有益，能够改善关节功能并减少疼痛。此外，定期做负重运动可能有助于维持骨密度和肌肉力量，并提高平衡感和敏捷性，从而有助于预防跌倒。

- **避免过度负荷**

避免重复性的关节损伤和过度负荷是预防骨关节炎的重要措施。比如，避免长时间跪姿，避免长时间爬楼梯或长时间进行高强度的负重运动，这些行为会增加骨关节负担并加速软骨退化。

- **戒烟限酒**

吸烟和过量饮酒都会增加骨关节炎的风险。女性吸烟者的骨密度低于不吸烟者，并且平均提前 2 年进入更年期。吸烟者骨密度降低的原因可能是血清雌二醇水平降低和钙吸收减少。饮酒增加了跌倒的风险，从而增加了绝经后女性的骨折风险。

虽然很多人关注人老了以后如何防止骨头变脆，但其实在孩童期骨头还在生长的时候就开始注意并做好预防措施会更好。人的骨头大概是二十多岁的时候最结实，而研究显示，如果年轻人的峰值骨量比平均水平高 10%，骨质疏松的发展将推迟 13 年。这个研究提示我们，女孩在 12 岁左右、男孩在 14 岁左右时，通过饮食补充钙和维生素 D 特别重要[6]。

4.9 白内障和黄斑变性

白内障和黄斑变性均与衰老密切相关,许多老年人同时患有白内障和黄斑变性。在一项研究中,老年人群中超过85%的人存在这两种疾病[1]。

白内障指眼睛的晶状体混浊,而晶状体通常是透明的。对于白内障患者来说,透过混浊的晶状体看东西就像透过结霜或起雾的窗户看东西一样。白内障引起的视力模糊会导致阅读、夜间开车或看清朋友的面部表情更加困难。大多数白内障发展缓慢,早期不会影响视力。但随着时间的推移,白内障最终会影响视力[2]。

黄斑变性(AMD)是一种随着年龄增长发病率升高的眼科疾病,主要影响视网膜中央的黄斑区域。黄斑是视网膜的一部分,负责处理中心视力和颜色识别,因此该区域的损伤会导致严重的视力问题[3]。

黄斑变性发生和发展的主要危险因素是年龄。黄斑变性的发生率及严重程度均随年龄的增长而增高,几乎所有进展期黄斑变性都发生在60岁以上人群中[4]。尽管白内障和黄斑变性在病理机制上有所不同,但它们都与衰老密切相关，而且存在一些共同的危险因素，并且在老年人群中同时发生的概率较高。

眼睛最怕的"隐形杀手"是日常生活中无处不在的紫外线。当我们在阳光下不戴墨镜时，眼睛中的晶状体会像暴晒下的透明胶一样逐渐发黄浑浊，这个蛋白质变质的过程就是白内障的成因。更危险的是，紫外线还会在眼底最关键的视觉中枢，也就是黄斑区域，制造大量"细胞破坏分子"——自由基。这些自由基就像微型炸弹，会持续攻击细胞的油脂层、蛋白质结构和遗传物质，导致视力最敏锐的区域提前"生锈老化"[5]。

每个人的基因就像出厂设置不同的防护盾，有些人天生盾牌薄、自我修复能力弱，遇到同等强度的紫外线，他们的眼睛更容易受损。所以防晒墨镜不仅是时尚配件，更是眼睛的"防弹衣"，特别是家族中有眼病史的人，出门更需要像涂防晒霜一样戴墨镜，养成良好的护眼习惯。

此外，白内障手术后可能会增加黄斑变性的风险，尤其是在术后早期阶段。这可能与手术后黄斑区域紫外线暴露的增加有关。

对于白内障患者来说，保护晶状体是关键，让晶状体避免受到外伤、辐射等的伤害。

无论是白内障还是黄斑变性，我们都可以从调整饮食和生活方式两个方面预防。

- **饮食建议**
  - **增加抗氧化剂摄入**：抗氧化剂能够清除体内自由基，减少氧化应激对眼部组织造成的损害。常见的抗氧化剂有维生素 C、维生素 E、β - 胡萝卜素等 [6]。维生素 C 是一种水溶性抗氧化剂，可直接清除眼部的自由基，维持眼部各种结构的生物活性。它还能参与胶原蛋白的合成，有助于维持眼部血管和组织的正常结构和功能，对预防黄斑变性、白内障及延缓其发展有一定作用。维生素 E 作为脂溶性抗氧化剂，主要存在于细胞膜中，它能保护细胞膜免受自由基的脂质过氧化损伤。在眼睛中，它可以保护视网膜和晶状体的细胞结构，减少氧化损伤，降低黄斑变性和白内障的发病风险。β-胡萝卜素在体内可以转化为维生素 A，具有抗氧化和光保护作用。它能过滤有害的蓝光，减少光线对视网膜的损伤，同时也有助于维持视网膜细胞的正常功能，对预防黄斑变性等视网膜疾病有重要意义。富含这些成分的食物包括深绿色叶菜（如菠菜、羽衣甘蓝）、柑橘类水果和巴旦木、核桃等坚果。

- **增加叶黄素和玉米黄质摄入：** 眼睛长时间暴露在蓝光下，如电子设备屏幕发出的蓝光，会对视网膜造成损伤。叶黄素和玉米黄质能够在视网膜黄斑区域高度聚集，像天然的滤镜一样，吸收大量的有害蓝光，减少蓝光对视网膜细胞的刺激和损伤，从而保护视网膜的结构和功能。富含这些成分的食物包括深绿色蔬菜（如菠菜、羽衣甘蓝、西蓝花）、黄色或橙色食物（如胡萝卜、南瓜、玉米、蛋黄等）[7]。

- **增加 ω-3 脂肪酸摄入：** ω-3 脂肪酸，尤其是 EPA 和 DHA 通过调节炎症反应和氧化应激，有助于减缓黄斑变性的发展。此外，ω-3 脂肪酸还能通过增加视网膜色素上皮细胞中的多不饱和脂肪酸水平，改善视网膜的渗透性和脂质代谢，从而增强视网膜功能。ω-3 脂肪酸主要食物来源包括深海鱼类，如三文鱼、金枪鱼、沙丁鱼、鲭鱼、鲱鱼等，亚麻籽和亚麻籽油，以及核桃和核桃油等。

- **均衡饮食，限制不良饮食习惯：** 蛋白质是构成眼睛各种组织的重要成分，如角膜、晶状体、视网膜等都需要蛋白质来维持结构和功能的完整性。确保饮食中有足够的蛋白质来源，如鱼、肉、蛋和乳制品，以支持眼部细胞的正常功能。过多摄入高糖食物，会使血糖迅速升高，长期如此影响血糖调节，增加患糖尿病风险，而糖尿病易引发视网膜病变等眼部并发症，严重时甚至可能导致失明，还会改变眼内组织渗透压，使晶状体变凸，增加近视风险。高油脂饮食会诱导炎症介质的生成，引发或加重眼部慢性炎症，干扰眼部细胞正常功能，增加黄斑变性、葡萄膜炎等眼部疾病风险[8]。

- **生活方式建议**
  - **定期运动**：顺畅的血液循环就像高效的运输通道，能把充足的氧气和营养物质源源不断地输送到眼部组织，维持眼部细胞的活力，让眼睛时刻保持良好状态。保持适量的运动，如散步或瑜伽，有助于改善全身血液循环，降低慢性疾病风险，从而间接保护眼睛健康。
  - **保护眼睛免受紫外线伤害**：眼睛极易受到紫外线的侵袭。外出时，务必佩戴防紫外线的墨镜，这是保护眼睛的关键一步。墨镜能够有效过滤紫外线，减少紫外线对眼睛的刺激与损伤，这对于预防黄斑变性尤为重要[3]。
  - **控制电子设备使用时间**：减少长时间盯着电脑或手机屏幕的时间，每隔20分钟休息一次，以减轻眼睛疲劳，从而降低黄斑变性风险。
  - **戒烟限酒**：吸烟是黄斑变性的重要危险因素，已被证明可显著增加各种黄斑变性的发生风险，且二者可能存在剂量反应关系。被动吸烟同样可能增加黄斑变性的发生风险。戒烟与黄斑变性的发展风险降低相关。酒精会影响视网膜的代谢，使视网膜无法正常地感光和成像，它也会破坏视神经纤维，使其失去营养供应，从而导致视神经萎缩，进而可能导致视力减退。

- **控制血压和血糖：** 高血压和糖尿病会显著增加黄斑变性的风险。高血压会使眼部血管变硬变窄，影响血液供应，导致视网膜缺氧受损。糖尿病则会导致眼部微血管病变，引发黄斑水肿和新生血管形成。因此，积极控制血压和血糖，遵循医嘱并配合健康的生活方式，对降低黄斑变性风险、保护视力至关重要。
- **定期眼科检查：** 定期进行眼科检查是守护视力健康的第一道防线，能在早期就精准捕捉到视力下降、眼压异常、眼底病变等潜在问题，为及时干预争取宝贵时间。

CHAPTER
5

第五章
我们还要关注这些方面

扫码获取
本章参考文献

岁月如流，每个人都无法抗拒年龄的增长。随着时间的推移，我们的身体就像一部运转多年的精密机器，各个系统都在悄然发生变化。从新陈代谢的逐渐放缓，到肌肉量的减少；从心血管系统的悄然改变，到消化系统功能的衰退……这些变化不仅影响我们的日常生活，而且为健康埋下隐患。不过，幸运的是，通过科学的方法和健康的生活方式，我们能够在一定程度上延缓这些变化，保持良好的身体状态。

5.1
体重健康

随着年龄的不断增长,身体机能也在悄然发生着一系列变化。新陈代谢率不断下降的同时,肌肉量也在持续减少,这种肌肉量的流失并非微不足道,它直接影响着身体的能量消耗能力。由于肌肉在基础代谢中扮演着关键角色,肌肉量减少意味着身体在休息状态下消耗的热量也随之降低。而我们的日常饮食摄入量如果没有相应调整,过多摄入的热量无法及时被消耗,就会逐渐以脂肪的形式堆积在体内,最终导致体重增加甚至发展为肥胖。

体重增加或肥胖可不只是简单的身体外观变化,其背后隐藏着巨大的健康隐患。它会显著增加患心血管疾病的风险,过多的脂肪堆积在血管壁上,使得血管逐渐狭窄、硬化,阻碍血液的正常流通,大大提高了高血压、冠心病、心肌梗死等心血管疾病的发病率。同时,肥胖也是糖尿病的重要诱发因素之一,肥胖导致身体对胰岛素的敏感性降低,胰岛素抵抗增强,为了维持正常的血糖水平,胰腺不得不分泌更多胰岛素,长期的高负荷工作会使胰腺功能受损，最终引发糖尿病。

因此，维持健康的体重至关重要。关于健康体重的标准，可以参照BMI和腰围两个维度，我们在之前的章节里做过介绍。以下两个表格供大家参考。

中国成人（18 岁及以上）体重判定标准

类别	体重指数（BMI，千克/米^2）
体重过低	<18.5
体重正常	18.5～23.9
超重	24.0～27.9
肥胖	≥28.0

引自：《成人体重判定》（WS/T 428—2013）

根据腰围对成人中心性肥胖分类

分类	男性腰围（厘米）	女性腰围（厘米）
中心性肥胖前期	85（含85）～90	80（含80）～85
中心性肥胖	≥90	≥85

引自：《成人体重判定》（WS/T 428—2013）

 健康建议

◎ 饮食均衡：控制高热量食物摄入，增加蔬菜、水果、全谷物，以及优质蛋白质来源如豆类、鱼类、低脂乳制品的摄取。减少摄入饱和脂肪酸和反式脂肪酸，用不饱和脂肪酸替代。

◎ 规律运动：每周做至少 150 分钟中等强度有氧运动，如快走、游泳、骑自行车、瑜伽等；或 75 分钟高强度有氧运动，同时结合每周 2～3 次的力量训练，如举哑铃、俯卧撑，以增加肌肉量，提升基础代谢率。
◎ 保持良好的生活习惯：规律作息，保证充足睡眠，减少精神压力，避免因情绪问题导致的暴饮暴食或食欲不振。
◎ 定期自我监测：定期监测体重和体脂比例，及时调整饮食和运动计划。

5.2

皮肤健康

随着年龄的增长，皮肤会逐渐变薄变脆，就像纸用久了会发黄变薄一样。皮肤里的胶原蛋白，相当于支撑皮肤的弹簧，弹性纤维减少会出现松垮和皱纹。皮下脂肪流失，让皮肤失去支撑，导致脸部下垂。随着年龄的增长，皮肤保水能力下降容易干燥起皮。另外，由于黑色素细胞数量减少，导致色素沉着不均，出现老年斑。而新陈代谢变缓，皮肤更新能力减弱，导致皮肤暗沉发黄。

女性在绝经后，体内雌激素水平显著下降，这会加速皮肤中胶原蛋白和弹性蛋白的流失，进一步加剧皮肤干燥、松弛，促使皱纹形成。此外，雌激素减少还会导致皮肤变薄，弹性下降，皮肤失去光泽。这些变化共同作用，使皮肤逐渐出现各种衰老迹象。

健康建议

◎ 饮食抗氧化：多吃富含维生素 C（如橙子、草莓、猕猴桃）、维生素 E（如坚果、橄榄油）、β-胡萝卜素（如胡萝卜、南瓜）和花青素（如蓝莓、紫薯）的食物，这些食物中的抗氧化剂可以中和自由基，减少氧化应激对皮肤的损害。

◎ 避免高糖食物：高糖饮食可能导致胶原蛋白的糖基化，影响皮肤弹性。减少精制糖和高糖食物的摄入，有助于维持皮肤的年轻状态。

◎ 适量摄入 ω-3 脂肪酸：有助于减少炎症，保持皮肤的弹性和水分平衡。富含 ω-3 脂肪酸的食物包括深海鱼、亚麻籽油和核桃等。

◎ 皮肤护理：做好清洁、保湿和防晒工作。使用温和的洁面产品，避免过度清洁；选择适合自己肤质的保湿产品，保持皮肤水分；外出时涂抹防晒霜、戴帽子、戴太阳镜和撑遮阳伞，减少紫外线对皮肤的伤害。

5.3

心脏健康

人上了年纪，心脏和血管就像用久了的金属管道会慢慢"生锈"，心脏泵血会越来越吃力，心肌变厚变硬，就好像发僵的面团，舒张时弹性变差，运动时心跳也不如年轻时好调节了。血管壁逐渐失去弹性，像结满水垢的老水管——内壁堆积的脂肪和钙质形成斑块堵住通道，大血管变硬会让血压出现高压飙升、低压骤降的现象，这就是在老年人群中常见的高血压。更麻烦的是，毛细血管像被堵住的田间水渠，让器官得不到充足的血氧供应。这些变化给身体埋下了"定时炸弹"，大大增加了心梗、脑卒中的风险。

健康建议

◎ 控制三高：通过饮食和运动控制血压、血脂和血糖水平。减少钠盐摄入，每人每天不超过 5 克；控制胆固醇和甘油三酯摄入，增加膳食纤维摄入；控制碳水化合物摄入，选择低 GI 食物。

◎ 适度运动：每天至少进行 30~60 分钟的运动，如快走、慢跑、游泳等。规律运动可减少内脏脂肪，改善糖代谢、胰岛素敏感性、血压和血脂水平，从而降低心血管疾病的风险。

◎ 戒烟限酒：吸烟会损伤血管内皮功能，导致动脉粥样硬化，增加心血管疾病的风险。戒烟，和避免吸入二手烟可明显降低这些疾病的发病风险，并改善疾病预后情况。男性每天饮酒酒精量不超过25克，女性不超过15克。摄入25克酒精量相当于饮用啤酒450毫升、葡萄酒150毫升或38度的白酒50毫升。

5.4
大脑健康

随着年龄的增长,认知能力会逐渐下降,这主要表现在信息加工速度变慢、执行控制能力减弱、记忆力减退以及决策能力下降等方面。比如以前看一篇文章,可能很快就能理解其中的意思,现在却要花更长的时间,这就是信息加工速度变慢了;以前能轻松安排好一天的事情,现在却总是丢三落四,这就是执行控制能力减弱的表现;记忆力也开始减退,刚放下的东西,转身就忘了放在哪儿;决策能力也下降了,买个东西,以前可能很快就能做决定,现在却要纠结好久。

随着年龄增长,大脑的体积和重量也会减小,特别是海马这个区域,它就像大脑里的记忆仓库,对记忆和学习非常重要。神经递质水平也会发生改变,比如多巴胺、乙酰胆碱等神经递质减少,影响了神经信号的传递效率,大脑各个部分之间"交流"不顺畅,很多功能自然就受到影响;大脑的血液循环变差,大脑供氧不足,影响大脑功能。这些生理变化共同导致大脑反应时间延长、睡眠质量下降,以及情绪调节能力发生变化,如情绪波动、焦虑和抑郁等。

 健康建议

- ◎ 营养均衡：摄取富含 ω-3 脂肪酸的食物，如三文鱼、沙丁鱼、亚麻籽和核桃等，其有助于提高记忆力和思维能力。摄取富含胆碱的食物，如鸡蛋、牛肉、鸡肉、鳕鱼和藜麦等，其有助于提高大脑的认知能力。增加抗氧化剂的摄入，其有助于减少大脑炎症、增强认知能力，蓝莓、草莓、菠菜和西蓝花等都是丰富的抗氧化剂来源。摄取富含 B 族维生素的食物（如全麦面包、糙米、肉类），其可参与神经递质合成，维护神经系统健康。

- ◎ 适度锻炼：定期运动，如散步、慢跑、游泳等，可降低脑卒中风险，促进神经生长激素的分泌，对抗大脑老化。

- ◎ 持续学习：学习新知识、新技能，如一门新语言、一种乐器，刺激大脑神经元活动，增强大脑可塑性。

- ◎ 社交活动：积极参与社交，与家人、朋友交流互动，减少孤独感，促进大脑健康。

5.5

血糖健康

随着年龄的增长,身体处理血糖的能力会逐渐减弱。这主要是因为两方面的变化:一方面,细胞对胰岛素的敏感性降低,意味着相同数量的胰岛素已经不能像以前那样高效地帮助血糖进入细胞;另一方面,胰岛 β 细胞(负责分泌胰岛素的细胞)的功能也会逐渐减弱,导致胰岛素的分泌量减少。这种双重影响使得血糖更容易升高,从而增加了 2 型糖尿病的风险。

血糖水平的稳定对整体健康至关重要,既不能过高,也不能过低。血糖过高或过低都会对健康造成不良影响。长期高血糖会损害血管、神经、肾脏和眼睛,增加心血管疾病、糖尿病并发症和认知能力下降的风险;而血糖过低则可能影响大脑功能,导致头晕、意识模糊,甚至增加心律失常和突发事故的风险。因此,保持血糖稳定对于维持能量供应、保护心血管健康、预防代谢性疾病和促进整体健康至关重要。

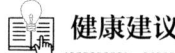 **健康建议**

- ◎ 饮食调整：控制总热量摄入，合理分配碳水化合物、蛋白质和脂肪的比例。增加膳食纤维摄入，每天 25~36 克，多吃全谷物、蔬菜、豆类等。选择低 GI 食物，避免血糖快速上升。避免过量摄入高糖或高淀粉食物，同时注意食物的烹饪方式，尽量选择蒸煮或低温烹调。

- ◎ 规律运动：运动可提高胰岛素敏感性，降低血糖水平。每周至少进行 3 次中等强度运动，如快走、骑自行车或游泳，以提高胰岛素敏感性。老年人可以每周进行 2~3 次抗阻运动，以增强肌肉力量，缓解肌少症。

- ◎ 定期体检：定期检测血糖，尤其是有糖尿病家族史、肥胖、高血压等高危人群，早发现早干预。

5.6 肠道健康

随着年龄增长，肠道内的细菌群落会逐渐发生变化，这些变化对我们的健康产生重要影响。肠道菌群的多样性会下降，某些特定的细菌种类变得更多，这些细菌会产生一些有害物质，导致细胞衰老。此外，肠道菌群的代谢产物也会发生变化，影响肠道的屏障功能和免疫调节。肠道蠕动变慢，食物在肠道内停留时间过长，容易引起消化不良、便秘等问题。长期便秘还可能增加肛裂、痔疮等肛门疾病的风险。

肠道菌群在合成 B 族维生素和维生素 K 以及代谢多种营养物质方面起着关键作用。伴随着衰老，有益菌如双歧杆菌的数量也会减少，这些有益菌能够产生有益的代谢产物，促进氨基酸、脂类和蛋白质、钙、铁、镁、锌等营养物质的吸收。因此，肠道功能下降和菌群失衡会导致老年人对这些重要营养素的吸收能力下降，进而增加营养不良的风险。

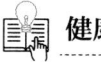 **健康建议**

◎ 饮食多样化：摄入丰富的食物种类，包括蔬菜、水果、全谷物、豆类、发酵食品（如酸奶、泡菜）等，为肠道菌群提供多样化的营养素。日常多吃膳食纤维含量丰富的食物，促进肠道蠕动，保证肠道健康。

◎ 补充益生菌和益生元：可适当补充益生菌补充剂，多吃含益生菌和益生元的食物，如酸奶、发酵食品和膳食纤维丰富的蔬菜，促进有益菌生长。

◎ 避免滥用抗生素：减少不必要的抗生素使用，以免破坏肠道菌群平衡。

5.7

牙齿健康

口腔健康是全身健康的重要组成部分。口腔疾病如龋病、牙周疾病等不仅影响咀嚼、言语、美观等,还可能引起社会交往困难和心理障碍。此外,口腔疾病还可能与某些全身疾病(如冠心病、糖尿病等)有关,影响全身健康。

随着年龄的增长,牙齿的健康状况会逐渐发生变化。牙齿结构可能发生变化,如牙釉质变薄、牙齿磨损和变色等。牙龈也可能出现萎缩,导致牙根暴露,增加牙齿敏感性和松动的风险。此外,唾液分泌减少,影响口腔的自洁能力,增加龋齿和口腔感染的风险。这些变化使老年人更容易出现牙齿健康问题,如龋齿、牙齿松动和脱落等。

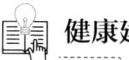 **健康建议**

◎ 保持口腔清洁:每天至少刷牙两次,晚上睡前刷牙尤为重要。饭后漱口可去除口腔内的食物残渣,保持口腔清洁。使用含氟牙膏,饭后使用牙线或漱口水清洁口腔。

◎ 合理饮食:减少高糖、高酸食物摄取,多吃富含钙(如牛奶、豆制品)、磷(如瘦肉、鱼类)和维生素D(如鱼肝油、蛋黄)的食物,有助于牙齿和骨骼健康。

◎ 定期口腔检查:每年至少进行一次口腔检查,及时发现和治疗口腔问题。半年到一年洗牙一次,去除牙结石和牙菌斑,保持牙齿坚固和牙周健康。

5.8 睡眠健康

布莱恩·约翰逊（Bryan Johnson）在其抗衰观点中特别强调了睡眠的重要性，他认为睡眠是维持健康和延缓衰老的关键因素之一。布莱恩·约翰逊是一位在抗衰领域极具影响力的硅谷科技企业家和亿万富豪，他每年投入约 200 万美元进行极限抗衰，采用包括基因疗法、干细胞疗法、祖孙三代换血浆等前沿科技手段，受到全球媒体和健康关注者的极大关注。

随着年龄的增长，人们的睡眠模式和质量会发生显著变化，这些变化不仅影响日常生活的舒适度，还与健康状况密切相关。许多老年人发现自己每天只需 5~7 小时的睡眠，而且他们的睡眠模式往往转变为早睡早起，就是到了晚上很容易犯困，躺在床上的时间更多，但是真正有效睡眠和总睡眠时间并不长。

老年人常常面临入睡困难、夜间频繁醒来以及清晨过早醒来等问题。深度睡眠的时间也明显减少，这直接影响了身体和大脑的恢复能力。这些睡眠问题的出现与多种因素有关，包括生理的变化，如生物钟调整、大脑对光照敏感度的降低、褪黑素分泌减少，健康问题如慢性疾病和药物副作用，以及生活方式改变，如日光暴露不足和白天小睡增多。睡眠不足或睡眠质量差对老年人的健康有着深远的影响，与加速衰老、认知能力下降以及寿命缩短等问题密切相关。

 健康建议

- 规律作息：每天尽量在相同时间上床睡觉和起床，即使在周末也保持一致，以建立稳定的生物钟。
- 改善睡眠环境：保持卧室安静、黑暗和凉爽，选择舒适的床垫和枕头，减少外界干扰。
- 增加日光暴露：增加户外活动时间，确保充足的日光暴露，有助于维持正常的生物钟。
- 睡前放松：避免睡前使用电子设备，可通过阅读、听轻柔音乐、泡热水澡等方式放松身心，促进睡眠。
- 晚上避免大量摄入含咖啡因、酒精等的刺激性食物，增加摄入富含色氨酸和 B 族维生素的食物，如温牛奶、小米粥、酸枣仁等。

5.9

骨骼健康

从出生到20岁,我们的骨骼就像持续充值的储蓄账户,骨密度和骨重量逐年增加,特别是男孩的骨量增长得更快。大约在20岁前后,这笔"骨量储蓄"会达到人一生中的最高值(医学上称之为"峰值骨量")。接下来的20年里(20~40岁),骨头的新生和流失维持着微妙的平衡,就像银行账户的收支基本持平。

但40岁之后,这个平衡逐渐被打破,每年大约流失0.5%~1%的骨量,尤其女性在绝经后由于雌激素锐减(雌激素能帮助锁住骨骼中的钙质),骨量流失速度会比男性快一倍。此时的骨骼在X射线下能看到明显疏松的蜂窝状结构。这种变化带来两大问题:一是骨头变脆,轻轻摔一跤就可能手腕或髋部骨折;二是关节边缘长出"骨刺"(骨质增生),这在颈椎和腰椎处特别常见,不仅压迫神经引起疼痛,还会让关节活动变得僵硬。

健康建议

◎ 充足钙摄入：每天 300~500 毫升牛奶和一掌心坚果，同时补充维生素 D（或是每天晒太阳 20 分钟）。

◎ 定期运动：采用以抗阻运动为主并结合其他类型的多样化运动方案，如负重运动、冲击运动、有氧运动和平衡训练等。

◎ 定期检测：建议 40 岁以上女性和男性，每年做一次超声骨密度筛查。

运动项目与注意事项

	运动建议	项目
负重运动	中高强度，每周 2~3 次，每次 2~3 组，每组 8~12 次	如举重、下蹲、俯卧撑和引体向上等
冲击运动	中等强度，每周 3 次，每次 30~60 分钟	如体操、跳绳等
有氧运动	中等强度，每天 30 分钟，每周 3~4 次	如慢跑、游泳、太极拳、五禽戏、普拉提等
平衡训练	低至中等强度，每天 10~15 分钟，每周 3~4 次	如单腿站立、太极拳等
中国传统运动	低至中等强度，每天 30 分钟，每周 3~4 次	如八段锦、五禽戏、太极拳等
一般建议	运动前先进行热身训练，如充分伸展和步行；定期、渐进地进行有规律的运动；从较低强度训练开始，逐渐增加运动强度；参加关于安全运动的培训教育，包括运动姿势、运动范围和举重方式等	

附录 A 食物清单

序号	食物	有效成分	作用描述
1	藜麦	芦丁	具有抗氧化、抗炎、抗肿瘤活性作用，帮助降低血糖和改善心血管健康
2	大蒜	大蒜素	具有抗菌、抗炎、抗癌作用，降低胃癌和结直肠癌风险，增强免疫系统
3	西蓝花	硫代葡萄糖苷	具有抗氧化、抗炎和抗癌作用，延缓衰老，改善神经系统状况
4	香菇	香菇多糖、麦角硫因、谷胱甘肽	具有免疫调节、抗肿瘤、抗病毒等生理功能，增强免疫防御能力
5	芦笋	芦丁	具有抗氧化、抗炎、抗肿瘤活性作用，有助于心血管健康和免疫系统功能
6	番茄	番茄红素	强效抗氧化剂，降低心脏病和某些癌症风险，改善皮肤健康
7	三文鱼	ω-3脂肪酸、虾青素	具有抗炎、抗氧化作用，有助于心脏健康和大脑发育
8	蓝莓	花青素	具有抗氧化、抗炎作用，改善认知能力，降低年龄相关疾病风险
9	草莓	花青素	具有抗氧化、抗炎作用，增强免疫力，降低慢性疾病风险
10	樱桃	花青素	具有抗氧化、抗炎作用，降低心血管疾病和糖尿病风险
11	牛油果	单不饱和脂肪酸、植物甾醇、叶黄素	促进心血管健康，抗氧化，降低胆固醇水平
12	枸杞	枸杞多糖	具有免疫调节、抗氧化、抗肿瘤等作用，延缓衰老
13	绿茶	茶多酚	强效抗氧化剂，减缓衰老过程，改善心血管健康
14	孜然	黄酮、多酚类化合物	具有抗氧化、抗炎作用，帮助降低慢性疾病风险
15	生姜	姜辣素、香姜酮	具有抗炎、抗氧化、抗菌作用，改善消化系统健康
16	肉桂	肉桂醛	具有抗氧化、抗炎作用，帮助降低血糖和胆固醇水平
17	核桃	ω-3脂肪酸	促进大脑健康，降低心血管疾病风险，具有抗氧化作用

续表

序号	食物	有效成分	作用描述
18	鹰嘴豆	蛋白质、膳食纤维	高蛋白、高纤维,有助于控制体重和改善肠道健康
19	巴旦木	多酚类化合物、α-生育酚	具有抗氧化、抗炎作用,维持心血管健康,降低慢性疾病风险
20	亚麻籽	α-亚麻酸(ALA)、木酚素	促进心血管健康,具有抗炎、抗氧化作用,以及植物雌激素作用
21	奇亚籽	α-亚麻酸(ALA)、多酚和黄酮类化合物	促进心血管健康,具有抗氧化作用,改善消化系统健康
22	南瓜子	镁、木酚素、黄酮类化合物	具有抗氧化、抗炎作用,支持心血管健康,调节激素水平
23	特级初榨橄榄油	单不饱和脂肪酸、酚类、植物甾醇、生育酚和角鲨烯	具有抗氧化、抗炎作用,促进心血管健康,降低慢性疾病风险
24	苹果醋	醋酸、苹果酸、柠檬酸	改善血糖水平,降低胆固醇,帮助控制体重
25	黑巧克力	黄烷醇	具有抗氧化、抗炎作用,改善心血管健康和认知能力

附录 B 营养素清单

序号	营养素	作用机制
1	NMN 和 NR	提升 NAD+ 水平,增强细胞能量供应,激活长寿蛋白,改善代谢功能,延缓细胞衰老
2	维生素 C	抗氧化,清除自由基,促进胶原蛋白合成,保持皮肤弹性,增强免疫力
3	维生素 D	调节钙和磷的代谢,维持骨骼健康,调节免疫,减少慢性炎症
4	麦角硫因	抗氧化,清除自由基,保护线粒体功能,延缓细胞衰老
5	谷胱甘肽	抗氧化,清除自由基,参与细胞解毒过程,增强免疫系统功能
6	姜黄素	抗炎、抗氧化,抑制炎症反应,改善认知功能,预防神经退行性变性疾病
7	槲皮素	抗炎、抗氧化,抑制炎症反应,改善血管功能,降低心血管疾病风险
8	白藜芦醇	抗氧化,激活长寿蛋白,促进 DNA 修复,延缓细胞衰老
9	胶原蛋白肽	维持组织结构和弹性,保持皮肤弹性,减少皱纹,促进组织修复,维持骨骼健康
10	二甲双胍	改善代谢功能,降低血糖水平,改善胰岛素敏感性,激活 AMPK 信号通路,促进细胞应激反应和 DNA 修复,延缓衰老
11	原花青素	抗炎、抗氧化,清除自由基,抑制炎症反应,改善血管功能,降低心血管疾病风险
12	PQQ	抗氧化,促进线粒体生物合成,增强细胞能量代谢,延缓细胞衰老

未经许可，不得以任何方式复制或抄袭本书之部分或全部内容。
版权所有，侵权必究。

图书在版编目（CIP）数据

抗衰营养全书 / 李靓莉著 . -- 北京：电子工业出版社，2025. 7. -- ISBN 978-7-121-50783-0

Ⅰ . R247.1；G883

中国国家版本馆 CIP 数据核字第 2025E91P07 号

责任编辑：于　兰
印　　刷：河北京平诚乾印刷有限公司
装　　订：河北京平诚乾印刷有限公司
出版发行：电子工业出版社
　　　　　北京市海淀区万寿路 173 信箱　邮编：100036
开　　本：720×1000　1/16　印张：16.25　字数：286 千字
版　　次：2025 年 7 月第 1 版
印　　次：2025 年 7 月第 1 次印刷
定　　价：78.00 元

凡所购买电子工业出版社图书有缺损问题，请向购买书店调换。若书店售缺，请与本社发行部联系，联系及邮购电话：(010) 88254888，88258888。

质量投诉请发邮件至 zlts@phei.com.cn，盗版侵权举报请发邮件至 dbqq@phei.com.cn。

本书咨询联系方式：QQ1069038421，yul@phei.com.cn。